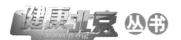

北京电视台《健康北京》栏目组／主编

Wei Xinzang Baojia Huhang

为心脏

保驾护航

U0226456

经济管理出版社
ECONOMY & MANAGEMENT PUBLISHING HOUSE

贵州科技出版社
GUIZHOU SCIENCE AND TECHNOLOGY PUBLISHING HOUSE

图书在版编目（CIP）数据

为心脏保驾护航 / 北京电视台《健康北京》栏目组主编 . —北京：经济管理出版社，2016.1
（健康北京丛书）
ISBN 978-7-5096-3382-3

Ⅰ . ①为… Ⅱ . ①北… Ⅲ . ①心脏病—防治 Ⅳ . ① R541

中国版本图书馆 CIP 数据核字（2014）第 217575 号

图书在版编目（CIP）数据

为心脏保驾护航 / 北京电视台《健康北京》栏目组主编 . —贵州：贵州科技出版社，2016.1
（健康北京丛书）
ISBN 978-7-5532-0360-7

Ⅰ . ①为… Ⅱ . ①北… Ⅲ . ①心脏病—防治 Ⅳ . ① R54

中国版本图书馆 CIP 数据核字（2015）第 007147 号

策划编辑：杨雅琳
责任编辑：杨雅琳　王　霞　熊兴半
责任印制：司东翔
责任校对：陈　颖

出版发行：经济管理出版社
（北京市海淀区北蜂窝 8 号中雅大厦 A 座 11 层　100038）
网　　　址：www.E-mp.com.cn
电　　　话：（010）51915602
印　　　刷：北京文昌阁彩色印刷有限责任公司
经　　　销：新华书店
开　　　本：720mm×1000mm /16
印　　　张：17
字　　　数：278 千字
版　　　次：2016 年 3 月第 1 版　2016 年 3 月第 1 次印刷
书　　　号：ISBN 978-7-5096-3382-3
定　　　价：58.00 元

健康北京丛书编委会

顾 问：

王彦峰　桑国卫　赵多佳　徐 滔

主 任：

张青阳　李小峰　杜 研

副主任：

宁文茹　陈 晔　施卫平　陈中颖　郭 颖　王 萌

委 员：

陆 平　赵 越　张晨曦　刘昭阳　徐梦白　武冠中
宋景硕　罗中苑　李梦瑶　阎成锴

专家介绍 ||||||||||||

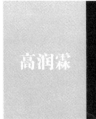

高润霖

高润霖，男，中国工程院院士。1965年毕业于北京医科大学，1981年在中国协和医科大学获硕士学位，1985～1986年在美国罗马琳达大学医学院进修。曾任中国医学科学院心血管病研究所、阜外医院院（所）长、心内科主任。现任该院学术委员会主任、心内科首席专家、研究员、博士生导师。并任中华医学会常务理事、北京医师协会名誉会长、中华医学会心血管病学分会前任主任委员、中华医学杂志总编辑。长期从事心血管病临床及科研工作，是我国介入心脏病学的先驱者之一，为冠心病介入治疗在我国普及、推广及规范化并扩大我国在国际介入学界的影响做出突出贡献。近年来致力于产学研结合，促进药物洗脱支架创新及国产化。在冠心病临床、心绞痛病理生理和治疗及心肌梗死再灌注治疗研究等方面也取得显著成果，先后获国家科技进步二等奖3项，省（部）级奖励6项。发表论文500余篇，主编或参编专著9部。

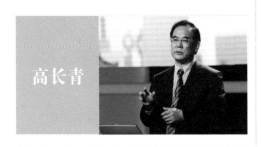

高长青

高长青，男，现任中国人民解放军总医院副院

长，全军心脏外科研究所所长，主任医师，二级教授、博士生导师。法国外科学院院士，国际微创胸心外科学会常委，亚洲胸心血管外科学会常委，国际机器人心脏外科合作与研究中心主任，国家卫生计生委机器人心脏外科培训基地、全军机器人手术培训基地、国际达芬奇机器人外科培训基地主任。目前是中国医师协会心血管外科分会会长。中华医学会胸心血管外科学分会副主任委员，全军胸心血管外科专业委员会主任委员，北京医学会心脏外科分会主任委员，中华医学会理事，北京医学会常务理事。擅长冠心病、先心病、瓣膜病及大血管疾病的外科治疗，尤其是老年及高龄、高危冠心病微创外科治疗，左室室壁瘤手术，是我国机器人微创心脏手术的创始人。

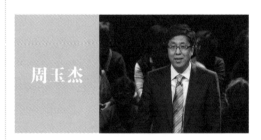

周玉杰

周玉杰，男，首都医科大学附属北京安贞医院副院长、北京市心肺血管疾病研究所常务副所长。主任医师，教授，博士生导师，博士后站负责人。兼任美国心脏病学院资深委员（FACC）、美国心律学会会员（FHRS)、美国心血管造影与介入治疗学会会员（FSCAI）、欧洲心脏病学会会员（FESC）、中华医学会心血管病学分会秘书长、中国老年学学会心脑血管病专业委员会副主任委员、中华医学会北京心血管工作委员会副主任委员、中国医师协会基层工作委员会主任委员、中国医师介入协会心血管专业委员会主任委员、中央保健委员会会诊专家等。任《心肺血管病杂志》社长兼副主编、*Chinese Medical Journal* 等多家医学杂

志编委。擅长复杂、高难度和高风险的冠心病介入治疗。曾获"北京市卫生系统领军人才"、"卫生优秀科技人才"、"新世纪国家级百千万人才及中青年突贡专家"、"国家临床重点专科学科带头人"等荣誉称号。

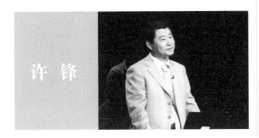

许锋，男，北京医院副院长，心血管内科主任医师。具有丰富的临床工作经验，能够独立处理各种心脏急重症及复杂病例。主要业务专长为冠心病介入治疗（如冠状动脉支架），心脏危重症的抢救，如急性心肌梗死、心力衰竭、心源性休克、严重心律失常和高血压、高脂血症、冠心病的防治、老年人心脏保健等。曾参加编写"实用老年医学小百科"、《糖尿病实用诊疗手册》、《心脏急症》、《新编心血管疾病鉴别诊断学》等医学专著。

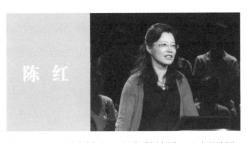

陈红，女，医学博士、心内科教授、主任医师、博士生导师、享受国务院政府特殊津贴专家。现任北京大学人民医院党委书记、心脏中心主任、心内科主任，国家卫生计生委心血管分子生物学与调节肽重点实验室副主任，北京大学医学部心血管内科学系副主任；目前兼任中

华医学会北京分会内科专业委员会候任主任委员、中欧大学动脉粥样硬化学院院长、欧洲心脏病学会 Fellow、中华医学会心血管病学分会委员、中国医师协会心血管内科医师分会常委等职，并担任《中华心血管病杂志》和《中华预防医学杂志》等期刊编委。长期从事心血管疾病的临床工作，对常见和疑难危重心血管疾病的诊治具有丰富的临床经验，尤其擅长高脂血症、冠心病、高血压和心力衰竭的诊治。近年来主持和参与"十二五"国家科技支撑计划、国家自然科学基金、北京市科技计划重大项目等课题 10 余项；发表论文 70 余篇，包括在心血管领域有影响力的国际期刊上发表多篇论著；主持编撰和翻译《血脂异常诊断和治疗（第二版）》、《临床血脂学——Braunwald 心脏病学姊妹卷》和《哈里森内科学手册（第 18 版）》等 9 部学术专著；获得国家级教学成果一等奖、中华医学科技三等奖、中华预防医学科技三等奖、北京市科学技术三等奖、第十二届"吴杨奖"、北京市高等学校教学名师奖、全国科教文卫体委员会和联合国教科文组织评选的"2007年度中国十大管理英才"等奖励与荣誉 10 余项。

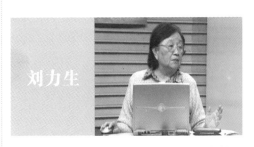

刘力生，女，教授，1954 年毕业于北京协和医科大学，先后在北京协和医院、北京阜外医院工作；1980 年赴美国参加伯明翰阿拉巴马大学从事心血管病博士后研究。1981 年回国，先后任北京阜外医院副院长、内科主任、教授

等职务。曾任世界卫生组织心血管病专家委员会成员、中国高血压联盟主席、中华心血管病学会主任委员、国际华人心脏网络委员会主席、华盛顿内科学院关于发展中国家研究控制心血管病委员会委员、国际高血压学会理事、美国心脏病学会重点（AHA）高血压研究理事会国际研究员、世界卫生组织发展中国家心血管病研究执行委员会共同主席；现任世界高血压联盟主席、北京高血压联盟研究所所长、中国医学科学院阜外医院教授。她率先在国内开展大规模多中心前瞻性临床研究，组织编写中国高血压防治指南，是国内外著名的心血管病内科专家，中国高血压研究领域的一位学术带头人。

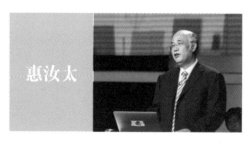

惠汝太，男，主任医师，教授，中国医学科学院阜外医院高血压中心顾问专家。现任中—德分子医学研究室主任，教育部心血管病基因与临床研究重点实验室暨科技部国家外专局国家级国际联合研究中心主任，教授、主任医师、博士生导师，兼任国际心脏研究会中国分会主席、中国医师协会高血压专家委员会副主任委员等。擅长高血压、心肌病，尤其是难治性高血压、肥厚型心肌病。率先开展心血管分子遗传学研究，创建了心血管基因组医学专业，探索心脑血管病遗传危险因素，先后找到4个新的心脑血管病遗传危险因素，并首次发现DDAH1多态与缺血中风及冠心病相关，首次提出VEGFR-2危险等位基因增加冠心病、脑中风发病与复发、死亡风险。高血压研究方面，发现血尿酸是高血压的危险因素，建立了单基因高血压的基因诊断方法以及尿变肾上腺素、变去甲肾上腺素的实验诊断方法，并成功应用于临床检测。

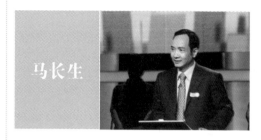

马长生，男，主任医师，教授，博士生导师。现任首都医科大学附属北京安贞医院心脏内科中心主任、国家心血管临床医学研究中心主任、北京市心血管疾病防治办公室主任、首都医科大学心血管病学系主任。兼任中国医师协会心内科医师分会会长、中华医学会心血管病学分会副主任委员、中国生物医学工程学会常务理事兼心律分会候任主任委员，担任国内外30余种学术期刊的编委。主要从事心血管疾病的防治和临床实效研究，擅长心房颤动和复杂心律失常的导管消融，在国内最早开展心房颤动经导管射频消融治疗。协助国内200余家医院开展心律失常的导管消融，培养了大批介入治疗专业人才。

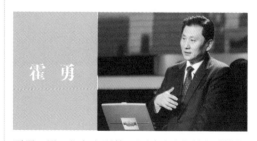

霍勇，男，北京大学第一医院主任医师，教授，博士生导师，现任北京大学第一医院心血管内科主任、心脏中心主任，擅长冠心病的介入治

疗，在心血管疑难、重症的诊治方面具有丰富的临床经验。现任中华医学会心血管病学分会主任委员、中华医学会心血管介入治疗培训中心主任、亚太心脏协会主席、亚太介入心脏病学会秘书长、《中国介入心脏病学杂志》等杂志主编、国家卫生计生委心血管疾病介入诊疗技术管理专家工作组组长等。

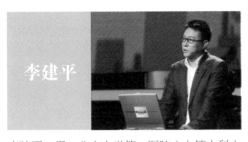

李建平，男，北京大学第一医院心血管内科主任医师，教授，现任北京大学第一医院心血管内科副主任、北京大学心血管临床研究所副所长。主要从事高血压、高脂血症的诊治以及冠心病的介入治疗，主要学术任职为：中华医学会心血管病分会冠心病与动脉粥样硬化学组委员、中国医师协会心血管内科分会委员、中国医师协会介入医师分会心脏介入副主任委员、国家卫生计生委冠心病介入诊疗培训基地导师、北京市医师协会心血管内科专家委员会理事、北京市心血管介入诊疗质控专家委员会委员。

首都医科大学心血管疾病研究所所长，首都医科大学心血管病学系副主任，兼任美国心脏病学院委员（FACC）、欧洲心脏病学会委员（FESC）、美国心律学会委员（FAHRS）、欧洲心律学会委员（FEHRS），中华医学会心血管病学分会常委、中华医学会心电生理和起搏分会常委、中国医师协会心血管内科医师分会常委、中国医学工程学会心律学分会常委、中国医药生物技术协会心电学技术分会常委、中华中医药学会络病学分会常委、海峡两岸医药卫生交流协会心血管专业委员会常委、中华医学会介入培训中心专家委员会委员、国家心血管中心心血管病专家委员会委员、北京医学会内科学分会主任委员、北京医学会心电生理和起搏分会副主任委员、北京高血压协会副会长等。1991 ~ 1993 年留学于日本 NIHON 大学医学部，2004 年始为享受政府特殊津贴专家，获 1999 年度赛克勒中国医师奖，2012 年被评为全国卫生系统先进工作者。积极参与健康教育，作为北京市健康科普专家，带领科室十几年坚持不懈开展"生命网"活动，在病房、门诊定期对病人开展科普教育。长期从事心血管病临床医疗、教学和科研工作，尤其在介入心脏病学领域颇有造诣，在心律失常的非药物治疗方面做出了较突出的贡献。对房扑、特发性室速、房颤的射频消融治疗做了积极的探索工作。

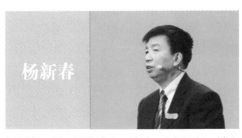

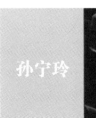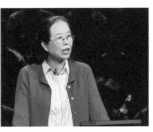

杨新春，男，医学博士，教授，主任医师，博士生导师，首都医科大学附属北京朝阳医院理事，首都医科大学附属北京朝阳医院心脏中心主任，

孙宁玲，女，现任北京大学人民医院心脏中心副主任，高血压病房主任，主任医师，教授，博士生导师。长期从事心血管高血压、动脉硬化方面的基础及临床诊治方面的工作，同时从

事相关的临床药理工作。近20年来进行了大量Ⅱ期、Ⅲ期、国外药物的注册临床工作并牵头进行了国有创新药物的临床药理试验，参与国际高血压循证医学试验共50余项；并在全国范围开展了一系列社区、农村高血压防治研究，包括主持国家"十二五"、"十一五"支撑计划子课题、863课题、首发基金项目、国家星火计划、参与国家"九五"、"十五"攻关项目等。目前担任中国医师协会高血压专业委员会主任委员，中国高血压教育与管理计划专家委员会主任委员，中国医药教育协会高血压专业委员会主任委员，北京医师协会高血压专业专家委员会主任委员，中国高血压联盟副主席、常务理事，中国医师协会高血压专业委员会青年委员会主任委员、中华医学会老年学分会心血管学组副主任委员、中国女医师协会心脏与血管专家委员会副主任委员、中华医学会心血管病学会高血压学组委员、中国医师协会营养专业委员会常务委员、北京高血压协会副会长、北京医学会心血管学分会委员。同时被聘为中华人民共和国第十届国家药典委员，SFDA的心血管药物评审专家，国家卫生计生委国家考试中心心血管高血压专业组组长，国家卫生计生委心血管病防治研究中心专家组成员，国家卫生计生委合理用药专家委员会心血管药物专业组副主任委员，中国医师协会高血压专科医师考核委员会副主任委员，中欧心血管学院／中欧血压学院院长。

从医20余年，专注于心血管临床药物治疗及心血管疾病预防。以第一作者在SCI及中华医学会系列杂志发表近30篇心内科专业文章。兼任首都医科大学的教授，承担临床教学工作。并任安贞医院体检中心主任。入选北京市青年人才库、国家执业医师专家主考官等。

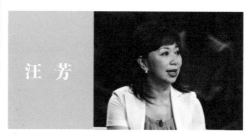

汪芳，女，主任医师，现为北京医院药物临床机构副主任、心内科副主任。医学博士，硕士生导师。从事心血管临床医疗27年，承担了多项医疗、教学、科研及保健任务。熟悉心血管内科常用及最新的检查与治疗手段，尤其是冠心病、高血压、高脂血症、心衰、心律失常的药物治疗；擅长各种心血管药物的临床评价；在超声心动图诊断心血管疾病方面有较丰富的临床经验；掌握了各种心血管危急重症的抢救；2006年7月作为医疗专家紧急赴非洲几内亚，成功抢救因急性广泛前壁心肌梗死致心源性休克的我驻外大使，获得外交部高度嘉奖。

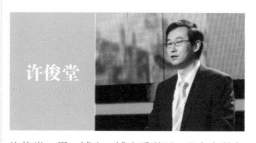

胡荣，女，主任医师，教授，心血管内科博士。

许俊堂，男，博士，博士后学历，北京大学人民医院心内科主任医师。主要特长为血栓栓塞性疾病防治，1992年开始进行肺栓塞溶栓的相关研究，1998 年在国内首先成立血栓防治门诊（抗凝门诊），推广规范化的华法林抗凝治疗。擅长冠心病、高血压、心律失常等疾病的诊断和治疗。中华医学会血液学会血栓止血专业委员会委员，中华检验医学杂志第五、第六、第七届编委会委员，北京医师协会医学检验专科医师（技师）分会常务理事，中国医学装备协会 POCT 装备技术专业委员会委员。中国处方药杂志、中国医刊、中国临床医生、微循环杂志、继续医学教育等杂志编委会委员；中华心血管病杂志、中华全科医学杂志通讯编委；国家卫生计生委临床医生科普项目医学科普专家，北京市健康科普专家。共计发表各类学术论文 100 余篇。主编《心血管血栓的溶栓与抗栓疗法》，人民卫生出版社出版。参加编写或者翻译教材和书籍 20 部，发表科普文章数十篇，在国内电视台举办健康讲座 20 余次。

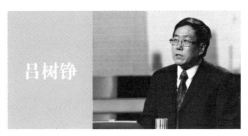

李建军，男，现任中国医学科学院阜外医院血脂异常与心血管疾病诊疗中心及诊疗中心主任、25B 病区主任、主任医师、教授、博士生导师。主要科学研究方向为脂代谢异常与炎症和动脉粥样硬化性疾病关系，主要涉及冠心病的发病机制及相关治疗研究。完成及在研省部级以上课题 16 项。社会兼职包括国家心血管病中心第一届学术委员会委员，欧洲心血管学会会员等，国内 20 余种心血管相关专业杂志副主编、常务编委和编委，10 余种国际性期刊编委及 50 余种国际性期刊特邀审稿人。发表论文 500 余篇，其中 SCI 源期刊论文 180 余篇，

影响因子总积分 400 余分（其中通讯和／或第一作者 150 余篇，影响因子总积分 300 余分）。对冠心病（包括介入治疗）、高脂血症、高血压等常见心血管疾病的诊治有较丰富的经验。

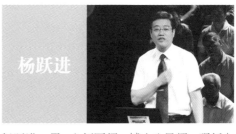

吕树铮，男，主任医师，教授，博士生导师。现任首都医科大学附属北京安贞医院大内科主任，心脏内科中心心内一科主任。担任中国医疗保健国际交流促进会心血管病管理专业委员会主任，国家保健局老年心血管委员会副主任委员，中央保健委员会会诊专家。担任《中华心血管病杂志》副主编、《心肺血管病杂志》副主编、《中国循证心血管杂志》副主编。作为心内科主任，既有良好的医德医风，又有着丰富的临床经验，尤其是在冠心病介入治疗方面，对于复杂、高难病变有着独到的见解。作为国内冠心病介入治疗个人例数最多的专家之一，至今已成功完成了 10000 余例手术，其中包括许多高难、复杂病例，如多支血管病变、无保护左主干病变、慢性闭塞病变等，在2012 年荣获"中国名医百强榜"上榜名医。

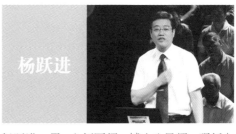

杨跃进，男，主任医师，博士生导师。现任中

国医学科学院阜外医院副院长。目前兼任国家卫生计生委海峡两岸医药卫生交流协会副会长、海峡两岸医药卫生交流协会心血管病委员会主任委员、中华医学会心血管病分会副主任委员、中国医师协会心血管分会副会长、北京市心血管介入质控中心主任、中华心血管病杂志副总编、中华医学杂志等20多家杂志的编委。

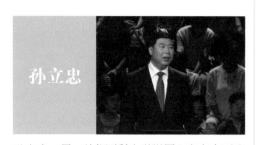

孙立忠，男，首都医科大学附属北京安贞医院院长助理，心脏外科中心主任，主任医师，心脏外科特需医疗科主任。现任北京市大血管疾病诊疗研究中心主任，博士研究生导师，首都医科大学心脏外科学系主任，享受国务院政府特殊津贴。中国医师协会心血管外科分会副会长兼全国大血管外科专业委员会主任委员，北京医师协会心血管外科专科医师分会会长，北京医学会心脏外科分会候任主任委员。2008年被评为卫生部有突出贡献的中青年专家，2009年获中国医师协会心血管外科医师奖（金刀奖），2011年被评为北京市卫生系统领军人才，2011年获吴阶平—保罗·杨森医学药学奖，2011年获北京市"十百千"卫生人才"十"层次人选，2013年获"北京学者"，2013年"吴阶平医药创新奖"获得者。2015年"使命计划""使命"获得者。发表论文300余篇，SCI总分值100余分，参编著作10部，主编主动脉外科学一部。承担主动脉外科方面的研究课题20项，获专利12项，获国家科技进步奖3项、省部级奖7项。是我国第一位在国际

上进行主动脉手术方面学术报告、发表论文和手术演示的医生，是国内唯一主办主动脉外科专题学术会议和临床技术培训班的专家，国内开展主动脉手术的医生几乎全部参加过他主办的学术会议或培训班，并应用他研制的材料、创新的技术和手术方法，他的"孙氏手术"已经被推广到南美洲。他的团队每年治疗主动脉夹层1000余例，是全球单中心完成主动脉夹层治疗数量最多、质量最好的团队。首创主动脉弓替换加支架象鼻手术（孙氏手术）：自主研发的术中支架人工血管和输送装置获国家发明专利并实现了产业化，应用该装置创立孙氏手术，开创了我国主动脉疾病治疗的新领域。全国已开展手术近10000例，并向南美洲开展手术400余例。改良胸腹主动脉替换术和全主动脉替换术：这是主动脉外科最复杂、最困难的手术，是主动脉外科团队整体高水平的体现，是达到世界高精尖水平的标志。创新右腋动脉插管体外循环选择性脑灌注技术：使术后神经系统并发症由18%下降到5%以下，降低了术后死亡率，该技术已广泛推广应用，成为常规技术，推动了全国主动脉外科的发展。

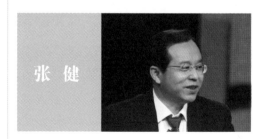

张健，男，主任医师，教授，医学博士，博士导师。现任中国医学科学院、北京协和医学院、阜外医院心力衰竭中心常务副主任兼心力衰竭监护病房主任。从事内科临床工作近30年。近20年专科从事心力衰竭和心血管病急重症抢救的临床和研究工作，特别是重症慢性失代偿性心力衰竭和急性心力衰竭的诊断和治疗研

究。中华医学会心血管病学分会心力衰竭学组委员兼秘书；中国病理生理学会心血管专业委员会和国际心脏研究会(ISHR)中国分会委员；中华预防医学会委员，临床医学组副组长；国家心血管病重点实验室领域科学家；阜外心血管病医院学术委员会委员；北京医学会急诊医学分会委员等。

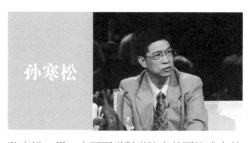

孙寒松，男，中国医学科学院阜外医院成人外科中心副主任兼八病区主任，教授，博士研究生导师。在复杂先心病、瓣膜病、冠心病、终末期心衰外科治疗及其他心外科领域（包括冠状动脉肌桥、心脏肿瘤、假性室壁瘤、肥厚性梗阻型心肌病、心脏辅助循环）等方面都有扎实的理论基础和丰富的临床经验。其中完成不停跳冠脉旁路移植术（不停跳"搭桥"术）已超过6000例。同时，擅长成人微创心脏外科技术（小切口冠脉旁路移植术、瓣膜置换或成形、心脏杂交手术和胸腔镜下心脏手术，心律失常外科治疗）、心脏瓣膜成形术（主动脉成形术及二尖瓣成形术）等。

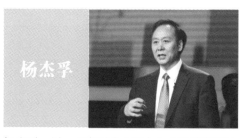

杨杰孚，男，北京医院心脏中心主任兼科研处

处长，主任医师，教授，博士生导师。主要学术任职：中华医学会心血管病分会常务委员，心力衰竭学组全国副组长；中华医学会心电生理和起搏分会副主任委员；全国药物治疗专业组组长，中国老年保健学会心血管专业委员会副会长；中国生物医学工程心律学会常委；中国医师学会心血管病分会常委；北京医学会心血管分会副主任委员。从事心血管临床专业30多年，尤其擅长心律失常，心脏起搏及电生理，射频消融治疗各类快速性心律失常，在这一领域有很高的造诣。在植入器械(心脏起搏器、抗心衰起搏及埋藏式除颤器)手术及术后管理等方面积累了很丰富的临床经验，达到了国内领先水平。主编及主译心血管专著四部，发表论文80多篇，获医学成果奖5项，主持国家"十五"、"十一五"及"十二五"重大课题。主持制定行业指南及参与八年制医学生教材编写等。

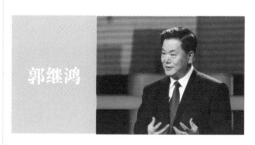

郭继鸿，男，北京大学人民医院心脏中心副主任，主任医师，教授，博士生导师。兼任北京大学医学部医院管理委员会内科副主任委员，北京大学医学部学术委员会委员，中国生物医学工程学会心律分会主任委员，中国医药生物技术协会心电学技术分会主任委员，中国心脏健康教育联盟主席，《中华医学杂志》副总编，《中华心律失常学杂志》、《中华临床医师杂志》副主编，《临床心电学杂志》主编，《临床心血管病杂志》、《心电学杂志》等副主编，高教部高等医学院校统编教材《诊断学》副主

编，*Heart Rhythm* 杂志编委等职。擅长心律失常的诊断与治疗。享受国务院特殊政府津贴，承担多项国家级及北京市的科研项目，近几年多次荣获北京市自然科学技术进步奖、中华医学会奖等奖项。主编、主译了40多部专著，在国内外专业杂志发表学术论文近300篇。

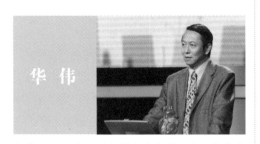

华伟，男，中国医学科学院阜外医院心律失常中心副主任，任中华医学会心电生理与起搏分会副主任委员兼起搏学组组长，美国心律学会资深会员（FHRS），欧洲心律学会（EHRS）及亚太心律学会（APHRS）会员等。在阜外医院心内科临床工作20余年，熟练地掌握心内科的基本诊断与治疗技能。并以心律失常诊断和治疗为专业特长，在心律失常诊断和治疗方面积累了丰富的经验。熟练地掌握心脏起搏器安装技术、埋藏式心律转复除颤器（ICD）技术、经导管射频消融治疗快速心律失常技术等。特别是掌握国际上先进的经静脉植入埋藏式除颤器技术，以及三腔双心室起搏治疗充血性心力衰竭等起搏尖端技术，成为国内少数掌握此项技术的专家之一。

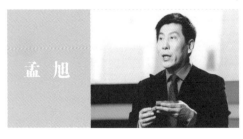

孟旭，男，主任医师，教授，博士生导师。北京市心脏移植及瓣膜外科诊疗中心主任，担任中国医师协会心血管外科分会常委兼副总干事，瓣膜病学术委员会主任委员、中华医学会胸心血管外科学会全国常委、中华医学会北京胸心外科学会常委、中华医学会北京器官移植学会委员、北京吴英恺医学发展基金会理事长、国际小创伤协会理事（2009 ~ 2011 年）、北京医学会心外分会常委、北京医生协会心外科分会副会长等。擅长心脏瓣膜修复手术，尤其是风湿性瓣膜修复技术，重症瓣膜疾病治疗、外科房颤射频消融术，心脏移植、ECMO 辅助及终末期心力衰竭的外科治疗等。

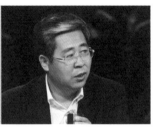

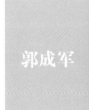

郭成军，男，医学博士。首都医科大学附属北京安贞医院主任医师，心内六科主任，研究生导师，国家医师资格考试专家委员会委员，国家卫生计生委心血管介入诊疗培训中心导师，《中华心律失常学杂志》、《中国心脏起搏与心电生理学杂志》编委。2005 年获首都医科大学内科心血管病学博士学位。1992 年于北京大学第一医院心内科进修。1993 ~ 1996 年赴美国 Medical college of Virginia 心内科进修。1998 年调入北京红十字朝阳医院心脏中心。2000 年调入首都医科大学附属北京安贞医院。获山东省科技进步二等奖 1 项，北京市科技进步二等奖 1 项、三等奖 2 项。目前已发表论文 100 余篇。参编专业著作 16 部，3 部为英文著作，2 部由美国出版。专业特长为冠心病与心律失常的介入治疗。

编者按

leaderette

2005 年，随着人们对健康知识的关注，一档名为《祝你健康》的节目在北京电视台科教频道应运而生，栏目宗旨为"传播党和政府的医疗方针、传播科学医疗卫生知识、服务人民大众健康"。

2008 年奥运会在北京召开，《祝你健康》更名为《健康奥运 健康北京》，成为宣传"健康奥运 健康北京——全民健康活动"的权威平台，其影响力不断扩大。奥运会结束后，2009 年伊始，栏目正式更名为《健康北京》，北京市委宣传部决定将《健康北京》作为中国医药卫生事业发展基金会和北京电视台共同主办的专门向全市人民普及科学医疗卫生知识、服务人民的健康栏目，并成为《健康北京人——全民健康促进十年行动规划（2009～2018 年）》和《健康北京"十二五"发展建设规划》的宣传阵地。

从 2005 年到 2015 年这 10 年间，《健康北京》邀请医学专家、学者共计 4520 人次，制作栏目 3285 期，成为全国公认的宣传健康知识的品牌栏目。栏目以丰富的实用性信息、权威的专家资源、专业的解读视角、多媒体手段的综合运用，成为国内健康节目的标杆。三甲医院的专家始终是《健康北京》栏目的主角，保证了栏目的权威性、科学性，为观众提供了学习健康知识的高端平台，成为观众喜爱的健康类栏目，在权威医疗资源和普通百姓之间搭建起互通的桥梁。

随着栏目的日渐丰富，信息含量越来越大，不断有观众在微博、微信上留言，或通过北京电视台热线平台咨询栏目传播的健康知识，为此栏目组决定将相关知识整理加工、提炼编辑成册。在制作过程中，发放调查问卷，了解百姓对健康的需求，在此基础上，完成"健康北京丛书"。本丛书精选了 2006 ～ 2014 年《健康北京》栏目播出的 238 位专家的精彩内容，其中，院士 5 人，院长、副院长 60 人，科室主任 102 人。丛书按照人体各大系统的疾病整理归类为 10 册，即可单独成册，又是一个完整的系列，内容既有日常栏目的患者故事，又有健康大课堂的专家讲解。将《健康北京》栏目多年资源进行整合，结合实际病例，概括出常见病及多发病的症状、检查、治疗、病因、预防，结合自测、鉴别，让读者对常见病有基本的了解，能做到正确判断、及早就医。为了方便读者了解每位专家的观点，丛书每册均按专家归类整理。

　　本书在编写过程中得到了众多医学专家的大力支持，在此表示由衷的感谢。如有疏漏之处，恳请广大读者批评指正，并希望大家在阅读过程中提出宝贵的意见和建议。

《健康北京》栏目组

2015 年 11 月

序言

preface

  《健康北京》是北京电视台为筹备 2008 年北京奥运会于 2005 年开播的一个健康栏目，开播之初就作为宣传单位参加了在全市开展的"健康奥运 健康北京——全民健康活动"。历时近两年的健康促进活动，由于政府主导、社会组织推动、全民参与、新闻媒体大造舆论，成效显著，社会反响之大、影响之深，在北京是罕见的，不仅为成功举办奥运会创造了健康、安全、和谐的社会环境，同时也通过奥运会的成功举办，为北京乃至中华民族留下了一份宝贵的健康遗产，为北京全面建设健康城市开拓了道路。

  为了继承和发扬"健康奥运、健康北京、全民健康促进活动"的经验，北京市政府决定，在十年内将北京建成拥有"一流健康环境、一流健康人群、一流服务"的国际性大都市，并于 2009 年制定和发表了《健康北京人——全民健康促进十年行动规划（2009～2018 年）》。2010 年，市委市政府在研究"十二五"经济社会发展规划时，作出了建设健康城市的决策，2011 年发表了《健康北京"十二五"发展建设规划》，在全国大城市中，第一个把健康城市建设列入经济社会发展规划。

  为推动北京健康城市建设的发展，奥运会刚一结束，市委宣传部就决定将参加奥运会宣传的《健康北京》栏目由中国医药发展基金会和北京电视台主办，专门向人民群众宣传健康知识。《健康北京》是在筹备 2008 年奥运会和北京市推进健康城市建设发展的过程中产生的，同时它也是在这个过程中不断改革、创新和完善的。

  《健康北京》开播十年来，栏目组的全体同志和北京地区的医学专家、学者，深入实际，调查研究，不断分析和掌握群众的健康需求，提高栏目的针对性和实效性。《健康北京》栏目拥有一支业务水平高、实践经验足、综合能力强的专家队伍,确保栏目内容的科学性、权威性和实用性。栏目组的同志精心设计专栏,创造赏心悦目的品牌栏目,经过多次改革将演播现场变成大课堂,讲课的专家、主持人、嘉宾、典型病例患者和现场观众一同登场,有问有答,生动活泼,使电视机前的观众身临其境,收视率名列前茅,并对全国各省市电视台开播健康类栏目起到了一定的启示作用。在国家一年一度的健康节目评比中,《健康北京》栏目屡获殊荣。

《健康北京》栏目开播十年,邀请专家学者 4520 余人次,制作节目 3285 期,收看人数据不完全统计为 1.5 亿人次以上,受到北京地区和全国观众的支持和喜爱,他们要求将节目内容编辑出版,惠及全国民众。这部即将与读者见面的《健康北京丛书》,就是应观众的要求出版的。一方面,这套丛书是《健康北京》的专家和栏目组全体同志十年辛勤劳动的智慧成果的汇集,也是向关心和支持栏目的各方领导和观众的感谢和汇报。另一方面,这套丛书的内容十分丰富,是一部普及医学知识的百科全书,对提高广大群众的健康素质具有重要的意义。

中共中央一贯重视人民的健康问题,在中共中央和国务院的领导下,我国的医疗改革取得了举世瞩目的成就,人民的健康水平不断提高,但我国人民的"看病难、看病贵"问题还没有完全解决,有些人对健康在国家经济社会建设中的重要地位和作用的认识不够深刻,我国人民的健康素质同发达国家人民相比还有相当大的差距。健康是生产力,做好普及科学健康知识工作,增强人民体质,把我国建设成人人健康、长寿的国家,是一项长期的任务,我们必须继续努力!

王彦峰

2015 年 8 月

目录
contents

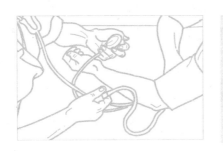

第一部分

高血压

第一章

制服高血压

讲解人：高润霖
中国工程院院士，中国医学科学院阜外医院学术委员会主任、
心内科首席专家

* 您了解高血压吗？
* 高血压如何预防和治疗？

　　高血压在不知不觉中发生，犹如秘密杀手，潜伏在血管内，随时引发危机。高血压有哪些危害呢？患者又该如何应对？中国工程院院士，中国医学科学院阜外医院学术委员会主任、心内科首席专家高润霖教授为您解答。

* 高血压的诊断标准和发病原因

　　高血压精确的定义是，在不吃降压药的情况下，非同日的三次测量血压高压大于或者等于 140 毫米汞柱，或者低压大于等于 90 毫米汞柱。如果高压大于或等于 140 毫米汞柱，低压不高，为单纯的收缩期高血压，一般多见于老年人；单独的低压大于或等于 90 毫米汞柱，高压不高也诊断为高血压。

　　血压是血液在血管中流动，对血管壁侧向的压力。这个压力取决于两个因素：一个是血流量；另一个是血管的阻力，血管的阻力经常取决于血管的口径。血流量的增大，会导致血流对血管的压力增加，而血管变细会使血流阻力增加，这都会导致血压增高。

　　长期高度的精神紧张、脑力劳动，或者是经常在噪声环境下工作，经常上夜班、生活不规律，使得人的交感神经很容易兴奋。交感神经兴奋以后，血管收缩，血管阻力增加，血压就容易增高。另外，交感神经兴奋也会引起内分泌的改变，医学上叫作肾素血管紧张素系统改变，它会使血容量增高。血容量增加，血管阻力增加，就会导致血压升高。此外，肥胖、糖尿病、吸烟和大量饮酒等，都可以导致血管发生狭窄或失去弹性，诱发高血压。

＊部分人群盐敏感　口味重时血压高

　　刘女士是位多年的高血压患者，自从血压高了以后，刘女士对自己的健康相当重视。可让她烦恼的是自从和儿子、媳妇一起生活后，问题就来了。媳妇从小口味重，炒菜更是重辣、重油、重盐，虽然刘女士委婉地提出让媳妇做菜少放盐，可是媳妇却依然我行我素，而且还振振有词地说自己从小吃盐重也没得高血压，刘女士那么注意还得了高血压。媳妇的话让刘女士哭笑不得，为什么人家有的人吃盐多就不得高血压呢？

专家提示

　　有40%左右的人对盐敏感，盐敏感的人群一旦口味过重就很容易引起高血压，而年龄的增加、肥胖、糖尿病、绝经等因素都可能导致盐敏感的增强。急性盐负荷试验和慢性盐负荷试验都可以测定盐敏感，但一般人并不需要进行盐负荷试验。急性盐负荷试验是输盐水，然后再限盐利尿，看血压的变化；慢性盐负荷试验，就是高盐几天以后看血压变化，再低盐几天以后看血压变化。高血压患者在限盐后如果血压明显降低，就说明属于盐敏感人群。

中国高血压发病的一个非常重要的因素就是饮食中吃盐过多，高钠低钾是造成高血压的原因之一。世界卫生组织规定，食盐每天的摄入量要小于 6 克。盐敏感人群控盐要更加严格，建议每日不超过 4 克食盐。多吃香蕉、橘子、椰子等含钾丰富的食物也有利于控制血压。盐敏感型的高血压患者在限盐上不但要格外严格，用药方面也要首选利尿降压药。

* 打呼噜暂停要警惕　影响血压易猝死

刘女士自从患血压高以后，觉得自己身上的毛病越来越多，就连晚上的呼噜似乎也越来越响，儿媳妇抱怨说刘女士的呼噜隔着卧室门也能听到，不但打得响，还老是打着打着突然就没声了，半天气才上来，听的人都觉得憋闷。虽然刘女士为了不影响孩子们休息也想了不少办法，但就是没有用，刘女士也不知道自己这是怎么了。

专家提示

打呼噜并不重要，关键是打呼噜以后有一段不喘气，然后过一段再喘，医学上把这样的情况叫阻塞性睡眠呼吸暂停综合征。因为在睡眠时，呼吸道在咽喉部的肌肉塌陷，导致气道不通畅，气喘不出来，憋一会才能再喘。如果在睡眠当中呼吸每次停 10 秒以上，就属于呼吸暂停。

大概 30% 的高血压患者存在睡眠呼吸暂停综合征，而 70%～80% 的睡眠呼吸暂停综合征患者都有高血压。对于这两类人群来说，治疗好睡眠呼吸暂停综合征往往能起到很好的降压效果。如果是轻度的，可以通过侧卧的方法缓解，仰睡时舌根后坠，容易导致呼吸道不通畅；中度和重度的情况，需要去医院进行诊治，比较有效的是睡觉时带上呼吸机，当患者睡眠中不喘气的时候，呼吸机帮忙往呼吸道中压空气。

* 隐匿性高血压和白大衣高血压

现在，刘女士每天坚持测好几次血压，可她发现自己测的血压和在医院里测的血压总是不一样。每次去医院测血压都很高，可是回到家里却又低了很多。刘女士怀疑血压计出了问题，就让儿媳也试着测一测，可是结果更奇怪，在单位体检中血压完全正常的儿媳测出的数值却挺高，而且一连试了很多次都是如此。这个奇怪的结果让婆媳俩纳闷极了，到底是血压计的问题，还是俩人的血压真有问题呢？

专家提示

如果自己平常在家里量高压 120 多毫米汞柱，到医院可能 140 多毫米汞柱或者到医院测量是高血压，在家里不是，这种情况很可能属于"白大衣高血压"。有白大衣高血压的人占百分之十几到百分之二十几。这些人的血压比在家里测量要高十几毫米汞柱到二十毫米汞柱。白大衣高血压一般是不需要治疗的，但时间长了以后，可能变成真正的高血压，所以对白大衣高血压还是要注意观察，经常测量，另外要注意生活方式的干预，少吃盐等。

到医院测量的时候血压不高，可是平常测量却高，这种情况属于隐匿性高血压。人的血压是波动的，早晨、晚上会有变化，经常早晨偏高。如果每次在医院量血压都是中午 11 点、12 点左右，可能正是不高的时候。隐匿性高血压比白大衣高血压更危险，因为它不容易被发现，但实际上是真正的高血压，经常延误治疗。

不管是白大衣高血压还是隐匿性高血压，都要引起我们的警惕，一旦发现就要及时就诊，坚持定期测量就可以及时发现这两种血压异常。

* 血压高了害处大　心脑肾都受伤

有很多高血压患者没有明显的症状，而有的出现头晕眼花，有的感觉脖子后发沉，但有没有症状不是关键，关键是高血压会损害患者的心、脑、肾等重要身体器官。高血压可以引起动脉粥样硬化，进而引起冠心病，冠心病可能引发心绞痛、心肌梗死。长期血压高会使心脏增大，而心脏增大就会发生心力衰竭。高血压会引起中风，中风包括脑栓塞和脑出血。另外，高血压还会引起肾脏损害，导致肾功能衰竭。

1. 危害一：心肌梗死

刘女士血压控制得一直不是很理想，更让她烦恼的是得了冠心病。医生在前几天体检时告诉她，她的动脉粥样硬化也在不断加重，这让刘女士更加担心了。听儿媳妇说前几天小区里的老孙在遛弯儿的时候突然心肌梗死了，刘女士开始担心自己也会像老孙一样。为什么高血压会引起冠心病？有什么样的情况会导致心肌梗死？

专家提示

高血压会使动脉内皮受到损伤，受损伤以后血液里的胆固醇就要钻到血管壁中，形成动脉硬化斑块，斑块随着时间的延长会越来越厉害。动脉硬化斑块阻塞了冠状动脉的管腔 50% 以上，患者会发生心肌缺血，引起心绞痛。斑块破裂以后，血液里的血小板就会凝集，形成血栓，把血管完全堵塞，就会发生心肌梗死。所以，心肌梗死与高血压的关系有两点：第一，高血压促进动脉硬化的发生，是动脉硬化的危险因素；第二，血压的突然变化是斑块破裂的一个因素，高血压可以成为心肌梗死的诱因，所以高血压跟心肌梗死的关系很密切。

2. 危害二：脑卒中

老孙发生心肌梗死后，刘女士对自己的身体健康越来越关注了，听说高血压患者更容易患脑卒中，她可是上了心。这几天，刘女士觉得自己的大脑总是发闷，反应也有点迟钝，于是她害怕起来，担心自己得了小中风。在她的要求下，孩子们赶紧把她送到了医院，可医生检查后发现只是虚惊一场。为什么高血压就容易引发脑卒中呢？

专家提示

高血压跟脑卒中的关系是非常密切的。有两种原因可以引起脑卒中，一是脑血栓，二是脑出血。高血压促进脑动脉硬化，硬化到一定程度以后，斑块破裂，如果血管完全堵死了，就会发生脑组织坏死，这是脑血栓。高血压可以使动脉受损伤，比如发生一些小动脉瘤，血压突然增高的时候，就会发生脑血管破裂，也就是脑出血。所以高血压导致的脑卒中，包括缺血性卒中，就是脑血栓。还有出血性的卒中，就是脑出血。治疗高血压是预防脑卒中最重要的方法。高血压患者突然出现眩晕、说话不灵、半身不遂、突然昏迷等症状，都要警惕是否发生脑卒中，最好赶快去医院。如果身边有人出现疑似脑卒中的症状，一定要及时拨打急救电话，并且让患者头抬高躺下，如果出现昏迷的话要让患者侧头防止窒息，这时不要给患者喂水、喂药，在等待救护车到来时帮助患者保持安静并且放松紧张心情就可以了。

3. 危害三：肾损害

这几天刘女士去医院检查，查出尿蛋白偏高，虽然医生说问题不大，让刘女士用药后观察观察再说，可刘女士的心弦一下子绷紧了，难道自己的肾脏也有问题了，虽然孩子们都安慰刘女士，不会那么倒霉的，上次不也是虚惊一场嘛，可是刘女士悬起的心却怎么也放不下来。高血压为什么会引起肾损害？

专家提示

高血压首先会引起肾的小动脉硬化，其次高血压会引起动脉粥样硬化，进而导致肾脏缺血，而肾脏一旦缺血，发生小动脉硬化，反过来还会进一步增高血压，二者之间相互影响。所以，有高血压的患者要定期查尿，如果尿里面出现了尿蛋白，复查一次，尿蛋白仍然是阳性，特别是在没有其他因素，如糖尿病、感染等情况下，明确是在长期高血压后出现了尿蛋白，就表明很可能已经出现了肾功能损害。这时还要再进一步检查肾功能，并进行血液化验，看看有没有肌酐增高。高血压患者要预防肾损害，除了控制血压外，还要注意食物中的蛋白摄入不能过多，必要时可以服用一些保护肾功能的药物，来减轻肾损害。

＊ 需要监测血压的人群

自打买了血压计，刘女士对于测血压可是上了心，每天早中晚必测一次血压，她还要求家里其他人也定期测测血压，虽然明知道她是关心大家的健康，可是儿子和儿媳却不胜其烦。对于自己的好心被拒，刘女士感到非常委屈，她觉得测血压可以掌握健康状况，可是儿子儿媳却觉得自己的身体没有什么问题，根本不需要测血压。

专家提示

一般中年以上的人都应该定期量血压，至少每一年体检一次。男性35岁以上、女性40岁以上，随着年龄增长，高血压的发病率会逐步升高，有条件就应该经常量血压。建议人到中年的家庭都备一个血压计，甚至有条件的话，建议机关、公司或者公共场所摆一个血压计，方便人们随时随地测量。如果有症状再去量血压，那时候血压可能就已经高了。所以定期量血压，是早期发现高血压一个非常重要的手段。

那么什么样的人要特别注意定期量血压呢？有一些危险因素，比如家里有高血压病史的，父亲、母亲如果都有高血压的话，孩子的高血压发生率就很高。比较胖的患者应该注意量血压，糖尿病患者更应该注意量血压。抽烟、喝大酒的人也要经常量。另外，绝经后的妇女，还有经常从事脑力劳动、经常从事非常紧张作业和高空作业、职业司机都应该更注意定期测量血压。一般至少半年、一年要测一次。如果发现有增高的趋势，就要加强测量的频率。

* 自测血压计的选择

血压计有三种，第一种即在医院里用的，是汞柱式血压计，它需要把袖带绑好，然后医生用听诊器来听声音确认血压，它是目前认为最准的一个血压测量方法。但是在家里面一个人用汞柱式血压计是测不了的，并且亲人也不一定掌握方法，如果不掌握方法测，反而更不准确。第二种为小表式弹簧式血压表，弹簧式血压表是最不准的，绝对不能用。第三种为电子血压计，又分两种：一种是放在上臂的袖带，自动测量；另一种是放在腕上的，腕上这种最简单，但是不准确，特别是老年人，如果有动脉粥样硬化或糖尿病，结束就更不准。上臂绑袖带的电子血压计，要买那些经过认证的品牌。所

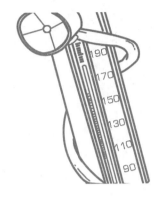

以，袖带式血压计可以作为家中自测血压的一个比较好的工具。

一般来讲电子血压计跟汞柱血压计差 5 个毫米汞柱以内，就是准的。买了一个血压计后，要自己量一量，可以拿到医院里面跟汞柱血压计进行对比。测量血压时不但要姿势正确，还要保持心情平静，不要在酒后、餐后和憋尿的情况下量血压，能测 2～3 次并且记录下自己的血压变化是最理想的。

* 高血压患者用药的增减

患上高血压以后最让刘女士烦恼的就是吃药问题，医生说高血压患者就要终身服药，一想起这个说法，刘女士就觉得脑袋大，她平时生活不是很规律，忘性也比较大，哪能天天记得吃药啊！于是刘女士想起来就吃药，想不起来就不吃，感觉不舒服了就多吃一片，感觉好点了就少吃或者不吃。虽然儿媳告诉她吃药不能这么有一搭没一搭的，但是刘女士觉得自己根据病情轻重用药也没有什么错。

专家提示

绝对不能根据症状用药，一定要坚持用药。现在的高血压药对患者来说服用起来很方便，因为绝大部分高血压药每天吃一次、两次就可以了，应该定时服药不要漏掉。而且基本上是要长期服的，除非很早期的、轻度的高血压。随着季节的变化，血压可能有些波动，有些药物的剂量可以做些调整，但是想完全停掉恐怕是很困难的。

如果一种降压药的降压效果很好，副作用不大，就不需要更换它。只有降压药没有效或者出现副作用的时候，需要更换。

*顽固性高血压的治疗

虽然得了高血压之后，也经历了一些风波，吸取了一些教训，刘女士对健康的认识也上了一个台阶，但她的血压控制却总是不理想，在经过一系列检查后，她被确诊为顽固性高血压。听说顽固性高血压的治疗效果特别不好，这下刘女士可担心了，难道自己就这么被高血压打倒了吗？那么顽固性高血压的概念是什么呢？

专家提示

在坚持服药、规律服用三种药以上，药物剂量都足够，并且三种药当中还包括利尿降压剂，在这样的情况之下，血压仍然不能控制，这种情况就叫顽固性高血压，也叫难治性高血压。一般吃三四种药血压就应该能被控制了。有10%～20%的人，尽管吃了三四种药血压还控制不了。顽固性高血压是跟交感神经的过度集合有关系，跟肾脏的交感神经的过度集合关系非常密切。

曾经有过一种手术，就是把胸部的交感神经链切断，因为交感神经过度集合，把交感神经给切断了，血压就容易控制。但是切断以后产生一个问题，血压过度降低了，出现位置性低血压，就是躺着的时候血压正常，一站起来血压非常低，会发生晕倒。所以这个手术现在不做了。

近两年发明了一项新的技术，就是把肾脏的交感神经用射频消融的办法去掉，来治疗顽固性高血压。做过射频消融手术的患者一般在半个月或一个月以后，血压就开始下降。到半年左右的时候就可以达到非常好的效果。这种手术装置目前在国外已经开始应用，我国的阜外医院通过申报国家药品食品监督管理局之后获得批准进行手术，对几个非常严重的顽固性高血压患者用这种装置进行了射频交感神经消融治疗，取得了很好的效果。

第二章

常年高压要当"心"

讲解人：高长青

中国人民解放军总医院副院长、主任医师，全军心脏外科研究所所长

* 诱发主动脉夹层的主要原因是什么？
* 日常生活中如何及早辨别主动脉疾病？

　　与癌症相比，它来势凶猛，分分钟让人毙命；血管破裂，剧烈的疼痛，主动脉夹层让人徘徊在生死一线之间。解除疼痛，主动脉夹层手术如何修复破裂的血管？如何准确识别主动脉夹层的早期表现？日常生活中如何预防主动脉疾病？中国人民解放军总医院副院长、主任医师，全军心脏外科研究所所长高长青为您解答。

* 主动脉夹层发病有预警

　　年轻职员小张在年会中因突感胸部疼痛，被紧急送往医院救治，经检查后，被诊断为主动脉夹层，必须马上接受手术，否则就会有生命危险。

专家提示

　　心肌梗死、肺栓塞都有可能导致胸口疼痛、难以忍耐，而像小张这样主动脉夹层的患者，包括夹层动脉瘤的患者，一定要尽快手术，不手术，大约在 24 小时内，有 50% 的患者都会丧失生命。在日常生活中，虽然现在生活条件好了，但很多人仍不会定期体检，通常都是等

到身体有症状的时候，再去医院治疗。上年纪的人，一定要定期体检，尤其是高血压患者，因为绝大多数血管破裂都是高血压导致的。

其实主动脉夹层是可以"预警"的。高血压是引发主动脉夹层的主要原因，所以高血压患者一定要控制好自己的血压，特别是年纪大的患者，每年应至少去医院进行一次血管超声检查。

＊血管粗细根据个体情况有所差异

每个人的血管粗细不一样，一般来说，成人的血管直径不超过 3 厘米，个别人 3～4 厘米也是正常的，一定要看特定的患者。如果血管直径超过 4 厘米，又患有高血压，就需要找专科医生进行诊断和治疗，切记不要做剧烈运动，一旦发生血管破裂，就必须通过手术，用人工血管代替破损血管进行治疗。

成年人血管直径超过 4 厘米需引起警惕。

＊主动脉破裂必须进行手术

刘先生在 2009 年体检中查出患有高血压，因为自己年轻，身体并无不适之感，一直没有认真对待，有一天上班的路上，他突感胸口剧痛，短暂的休息后，并未让他的疼痛减轻，反而越来越厉害，于是，他立即拨打了急救电话。被送到医院后，被检测出主动脉破裂，当时他嘴唇黑紫，情况十分危急，但因救治及时，经过长达 6 小时的手术，总算度过了危险期。

专家提示

如果主动脉一旦破裂，必须马上手术，一定要去专科性比较强的医院做手术。另外，特定疾病也需要个别对待，如果血管完全破裂，血压基本没有，手术是无法治愈的，如果血管里边破裂，外边完整，通过手术或者放支架就有可能治愈。总体来说，能否治愈，第一取决于救治时间是否及时，第二取决于血管破裂的部位。

血管破裂能否像脑卒中一样，先进行保守治疗？专家指出，夹层动脉，如果有手术指征的，一定要做手术，如果不做手术，就会错过最佳的治疗时间，甚至会导致其他脏器衰竭，引起脏器功能丧失。医生建议患者可以做手术，也可以用药，有的患者吃降压药，血压控制得很好，虽然血管里头有夹层破了，血压不高，病情不再继续发展了，不做手术也是可以的。

大部分患者一听到手术，就感到非常害怕，事实上，用人造血管代替破裂的血管，在正规大医院做这个手术是安全的，人造血管由尼龙做成，用到 60 ～ 70 岁都不会老化。

* 假性动脉瘤多由外伤引起

万先生今年 33 岁，在着急送文件的时候，不小心从楼梯上摔了下去，不仅伤到了腰部肌肉，更严重的是摔伤了他的血管，血管里慢慢形成了一个巨大的假性动脉瘤。

专家提示

假性动脉瘤并不是我们常认为的因摔伤而积攒的"淤血"，它是血管形成的局部的血肿，与假性动脉瘤相比，真性动脉瘤，像个瘤子一样，却并非肿瘤，它使得血管扩张，一旦直径超过 6 厘米以后，就容易破裂，引发生命危险。

假性动脉瘤不一定是先天就有的，也有可能是后天外伤所致，而后天的外伤是假性动脉瘤的主要原因，所以如果有摔伤就要查体，除此之外，一定要定期体检，才能有效预防假性动脉瘤的发生。

* 主动脉疾病如何及早辨别与预防

古今中外有很多名人都死于主动脉疾病，像美国前任总统林肯，伟大的科学家爱因斯坦，美国著名排球运动员海曼，我国曾经的排球主力朱刚等，从他们的外观和形象上就不难看出他们的共同点，首先他们四肢细长，双手自然下垂指尖可以超过膝盖；其次就是瘦，胸腹部皮肤会出现皱纹。如果有这两个特点的人，就要注意是不是患有马凡氏综合征。马凡氏综合征是主动脉疾病中一种常见的类型，是一种先天遗传的疾病，患者显著身材细长，臂展大于身高，高度近视，走路姿势像鸭子一样左右摇晃，有以上症状的人要尽早去医院检查是否有大血管病变。如果有病变，要及时通过手术进行根治。

马凡氏综合征患者需做血管检查。

第三章

血压变化细节莫忽视

讲解人：周玉杰
首都医科大学附属北京安贞医院副院长、主任医师

﹡人体的两臂血压竟然不一样，到底哪个更准确？

﹡毫无症状的高血压，会有怎样的危害？

﹡对高血压的认识有哪些误区？

高血压是十分普遍的慢性病，它对身体的危害很多，如脑卒中、心肌梗死、主动脉夹层等，都跟高血压有着重要的联系。我们如何监测血压？血压的标准到底是多少？首都医科大学附属北京安贞医院副院长、主任医师周玉杰为您解答。

﹡沉默的杀手——高血压

15年前，42岁的丁先生参加单位的体检，被发现患有高血压，而且血压已经高达160/110毫米汞柱。如果不是医生告诉他，他无论如何也不会想到，自己如此年轻就患上高血压，最让他想不明白的是，为什么他的身体一点异样的感觉也没有呢？

专家提示

实际上，一般的高血压都是没有症状、没有感觉的，因此高血压被称为"无声的杀手"。

高血压有原发性的和继发性的，大部分都是原发性的高血压，也就是找不到什么原因，它有很多的危险因素，

有的人有家族史，有的人有后天生活习惯的问题，医生可以帮你找到这些问题。

高血压的危害是无声的，如果把血管的内皮损伤了，在脑部发生急性的损伤可能引起脑出血，慢性的损伤血管内皮发生一些动脉硬化、增生、狭窄，甚至造成血栓的形成，堵塞了血管。从心、脑、肾、四肢以及外周血管，包括眼睛的眼底血管，都容易发生动脉硬化的病变、出血或者血栓。在哪个部位出现了出血和血栓，就会造成哪个部位的一些组织或器官坏死，出现一系列的症状和体征。高血压会一点点地摧毁人体的一些重要器官，有些情况下，急性的高血压一次发作就会造成彻底性的摧毁。

* 老年高血压患者应将血压控制在 140/90 毫米汞柱以下

过去的概念是年龄从 40 岁开始，每升高 10 岁，血压可能升高 10 个毫米汞柱，要是 70 岁的话，高压可能是 150 毫米汞柱，但是目前的降压标准把这个观点否定了。对于老年高血压的患者，如果没有特殊的情况，血压也应该降到 140/90 毫米汞柱以下。如果能把血压控制到这个程度，那么降压的战役就成功了。然而实际上，很多高血压患者，根本不知道自己有高血压，更没有把血压降到 140/90 毫米汞柱这个目标。

* 高血压的另外一种危害——动脉夹层

从外地来京的朝先生本来是陪着妻子来北京看病的。谁知道自己却突然在医院里犯了病，大面积的后背疼让他一时无法忍受。医生赶忙对他进行抢救，他的高压已经高达 200 毫米汞柱，低压也达到了 120 毫米汞柱。后经确认，

高血压危害是悄无声息的，一般内皮发生动脉硬化狭窄，造成血栓形成；血栓一旦脱落随着血液可能堵塞在任何经过部位。造成脑卒中、心肌梗死、下肢闭塞等。

对于老年高血压患者，如果把血压降到 140/90 毫米汞柱，就很成功了。但是很多人并不定时监测血压，而且血压也得不到有效的控制。正常的年轻人，应该在 130/80 毫米汞柱以下。

由于长期的血压高让他的主动脉发生了大面积撕裂。

专家提示

　　高血压就好比一根水管里的水压特别大，水就要拼命地往外边去迸发。人的血管也是这样，血压很高的时候，血管壁就要承受很大的压力，血管壁是一些软组织，血液迸发就会把血管壁撕开一条缝，血液拼命往缝里钻，后果就是那条缝越撕越大，最后形成了动脉夹层。有的时候夹层贯通，能到达远端，血液从形成的假腔中冲过去；另外一些时候，远端可能会再撕开一条缝，形成一个通道，血液又流回到血管中。如果把血管的内皮撕开了一道缝，把血管壁的中层全撕开，血管就很容易发生爆裂。人的动脉血流速度非常快，血管一旦破裂，血液瞬间就会喷涌而出，这就是高血压的一个直接的、非常严重的后果。

* 左侧、右侧量血压有差别

　　心脏的一收一缩就会使血液在身体里流动，这时就会对血管壁产生一定的压力。当心脏收缩时，大动脉里的压力最高，那时的血压称为高压，当心脏舒张时，大动脉里的压力最低，故称为低压。平时我们所说的血压，实际上是指腋下血管的血压测定，是大动脉血压的间接测定。但是您知道吗？通常我们测血压，左胳膊与右胳膊是不一样的。

　　有时候测血压极其不准，医学上有一种白大衣高血压，一到医院以后非常紧张，血压就高。而且我们两个胳膊的血压是有差异的，正常差异范围不能超过 10 毫米汞柱，如果超过 20 毫米汞柱的话，很可能提示有一些动

主动脉夹层是很危险的一种血管疾病，它由于急剧升高的高血压对血管壁的冲击，形成了夹层，夹层会撕裂越来越大，一旦全部撕开，血管会爆裂大出血，短时间内就会夺去患者性命。

血压也会有误差，一天中血压也不相同。站着、坐着、躺着血压都会有偏差，而且左、右胳膊的血压是不一样的。

脉的狭窄。排除了这些病变，平常可以固定量一个胳膊，如果上午量左侧、下午量右侧，有些患者就会以为血压高或者低了 10 个毫米汞柱，可能造成误差。有些时候，对于一个低血压的患者或者是糖尿病的患者，医生甚至还要量站立位的血压。

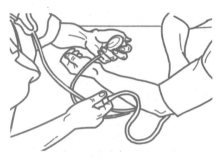

*专家教您正确量血压

坐位的时候血压计要与心脏位于一个水平线上，袖带要轻轻松松地绑在上臂，袖带最下缘和肘窝要离开 2 ～ 3 厘米。把气压打到 160 ～ 180 毫米汞柱，阻断动脉，当水银柱往下降低的时候，出现的第一次声音是高压，然后声音逐渐变弱，出现第二个音，第三个音又由弱变强，到第四个音突然变调、变弱，这最后一个音就是低压。

测血压之前，应坐在安静的房间里休息 10 分钟后，将血压计的绑带绑在上臂，与心脏位置齐平；然后间隔 1 ～ 2 分钟，测量至少两次血压，取平均值。由于有些人在医院里测血压时会紧张，因此，建议把门诊血压和自测血压结合起来更准确。

第四章

药物之外的降压法宝

讲解人：周玉杰

首都医科大学附属北京安贞医院副院长、主任医师

*一旦被确诊为高血压，是否就要终身用药？

*降压药长期吃会不会对肝肾不好？

*吃利尿剂的高血压患者要注意什么？

　　一旦被确诊为高血压，是否要终身用药呢？您的降压药物，是否会让您身体里的钾离子流失呢？首都医科大学附属北京安贞医院副院长、主任医师周玉杰，为您带来降压药之外的降压法宝。

* 高血压危险度自测

　　请回答"是"或"不是"。任何一题，"是"得到 1 分，"不是"不得分。

　　（1）你的父母、兄弟姐妹中有高血压患者吗？

　　（2）你的性别是男性吗？

　　（3）你有过高血压记录吗？

　　（4）你在 55 岁以上吗？

　　（5）你是否超过标准体重 15% 以上？

　　（6）你每天摄盐量超过 6 克吗？

　　（7）你每周锻炼少于 3 次吗？

　　（8）你吸烟吗？

　　（9）你每天饮酒超过 50 毫升吗？

（10）你有糖尿病吗？

（11）你有高脂血症吗？

（12）你的工作紧张吗？

（13）你在应激状态下充满敌意和愤怒吗？

1～2分，患高血压的危险性很小。

3～4分，患高血压的危险性仍比较低，但你的饮食或生活习惯可能存在问题。

5～7分，患高血压的危险性达中高度。

8分以上，说明你已属于高血压高度危险人群了。

* 被误解的早期高血压

血压处在临界值的患者或者是刚刚患上高血压的患者，总想找一些偏方，希望不吃药就把血压降下去，这是可以理解的。医生把高血压的患者分成了几种类型，在专业上被称为高危患者、中危患者、低危患者。早期的低危患者，血压不确定的时候，不一定要长期吃降压药，因为血压在一天内也是有变化的，像勺形，白天可能高，晚上就降下来了，一个月、一年的血压起伏是有规律的。如果正好在低的时候，吃了降压药，还容易出现低血压、晕倒、脑供血不足。所以说早期低危的高血压，不一定用药物进行长期的干预。

* 联合用药降血压

老丁知道这世界没有神奇的药物可以根治高血压之后，就开始每天坚持服用降压药物来控制血压，但是这吃的时间一长，他又产生了顾虑：我有糖尿病、高血压、高血脂，每天吃这么多药物，会不会把我的肝脏、肾脏

高血压是一种具有遗传因素的疾病，有着喝酒、吸烟、暴饮暴食等不健康生活方式的男性，值得提高警惕，应积极预防高血压的发生。

特殊的早期高血压，积极监测血压波动，将有机会避免终身用药，针对民间偏方降血压，高血压患者需谨慎。

吃出问题来呢？

专家提示

　　过去医生们用的传统降压药叫"阶梯降"，阶梯降是吃了一种药不好再加量，只在一种药上去加量，现在是直接采用联合用药。目前医院所推荐的联合用药的降压方法，可以把高血压患者的血压控制稳定，且对于肝肾的副作用很小，可以放心服用。

*使用利尿剂要检测血钾水平

　　高血压患者日常服用的降压药物中的利尿剂，有着明确的治疗高血压的作用，是国内外公认的有效药物。常见的利尿剂包括氢氯噻嗪、吲达帕胺，长期服用利尿剂会影响体内钾离子的水平。

　　利尿剂在全世界的降压指南中，被各个国家的高血压联盟定为一线降压药。因为它简单、实用，只是把体内的钠去掉一些。人体的肾脏有滤过的作用，可以把钠和钾重吸收回体内。有一些利尿剂抑制了这种重吸收，把钠去掉了，同时也把钾丢掉了，像吲达帕胺以及氢氯噻嗪这样的药物。现在很多的复方制剂都含这种药物成分，有些患者吃了半年甚至两年之后也不去医院测一次血钾，就可能发生一些心脏异常的情况，或者是肠麻痹、浑身无力，送到急诊室，检查之后发现是低钾，是吃高血压药不当造成的。这样的患者怎么避免呢？要在吃利尿剂的同时经常到医院检测血钾。当发现自己低钾的时候，有专门的含钾药物，吸收比较好，吃了这种药物，缺失的钾能迅速补充。另外，服用利尿剂的患者在饮食上要注意多吃点菠菜、香蕉、橘子，它们含钾都比较丰富。

使用利尿剂降压的方法是安全有效的，高血压患者不必担心。但是值得注意的是，定期检查身体中钾离子的含量，及时补钾，就可以避免其他健康风险。

* 低盐饮食降血压

高血压患者的生活方式是非常重要的，有位患者吃了四种降压药血压仍然降不下来，经过询问发现，这位患者非常爱吃酱，当限制他吃酱的量后，血压马上就降下来了。看来，低盐饮食对控制血压十分重要。

盐的作用可以简单地理解成能保持血管的张力，血管有张力换句话说就是维持血压。在血压高的情况下，把盐限制了，保持细胞兴奋性的张力也就下降了，能起到降压的效果。

* 健康运动稳血压

高血压患者应做什么样的运动呢？如打太极拳、散步等。如果您觉得散步没有消耗热量的话，也可以快走，每天快走 15 ～ 50 分钟，这样既达不到剧烈运动的程度，还可以消耗热量。另外，游泳和瑜伽也是不错的选择，游泳是保护关节的一个非常好的运动，游泳的时候不要速游，要用耐力去游，练长期耐力是非常必要的。

* 心情放轻松　血压更平稳

长期的交感神经紧张，血管容易收缩，血压增高，心跳加快。心脏收缩的时候形成了收缩压，也就是高压，心脏舒张的时候大动脉弹性储存的作用又形成了舒张压，也就是低压。交感神经兴奋、心跳快了，血管收缩就会导致血压升高，所以情绪是影响血压的一个很关键的因素。很多高血压患者白天想得太多，压力太大，到晚上还在思考，睡不着觉，越睡不着到早晨的时候血压就会越明显增高，甚至夜里就直接升高了。所以，高血压的

在非药物的降压方法中，低盐饮食是最容易获得良好降压效果的方式之一。只需每日限制 6 克的用盐量，就可以降低血压，是一种绿色健康的良方。

患者一定要放松心情，注意自己的睡眠，才能保持血压的平稳。

* 两头燃烧的蜡烛——A型高血压患者

高血压的患者 A 型性格比较多，A 型性格不是血型的 A 型，A 型性格是指这种人有创造力，做事像闪电一样，来去匆匆，比较有爆发力，脾气也比较暴躁。但往往 A 型性格的人"创造了社会，毁灭了自己"。这样的人很容易成功，但是他们的生命也容易短暂，血压也容易增高。周玉杰副院长把这种人比作"两头燃烧的蜡烛"，很灿烂但是很短暂，他的心很容易在灿烂中逝去。因此，高血压患者要保持平常心，遇事能包容，适当调整心态对于控制血压十分有益。

第五章

缓解致命的"压"力

讲解人：许锋
北京医院副院长、心血管内科主任医师

＊什么是高血压急症？

＊过高的血压会对动脉造成哪些伤害？

＊您知道 16 字控压箴言吗？

血压升高，到底会给血管造成多大的压力？什么样的血压会将血管撕裂？控制血压，其实重点只有 16 个字。北京医院副院长、心内科主任医师许锋，教您缓解致命的"压"力。

＊高血压急症会导致动脉受损

刘先生患高血压已经很多年了，他总觉得自己还年轻，所以一直没当回事。这天一早，他刚来到单位，就感到一阵头晕、恶心，于是想坐下休息一下，可还没坐稳他就发现自己突然看不见东西了。他赶紧让同事把他送到了医院，医生在给他测量血压时赫然发现，他的血压已经高达 210/120 毫米汞柱了，为了避免生命危险的出现，医生马上对他进行了治疗。

专家提示

高压 200 毫米汞柱以上，低压 120 毫米汞柱以上，称为高血压急症，它可以导致许多并发症的出现，甚至使患者有生命危险。患者刘先生是因为高血压急症引起过高的血压会使动脉收缩，造成供血不足，如果动脉在视网膜内就会因为缺血而导致失明，如果是血管破裂则有可能出现眼底出血。

了眼睛方面的症状，突然看不见东西。血压是心脏收缩后，把一定的血量打到血管里边去，血液对血管壁产生的压力，这种压力是为了把血液推送到全身各个脏器去。正常人的血压，一般是高压 120 ~ 140 毫米汞柱，低压 60 ~ 90 毫米汞柱，也就是说，这个范围内的血压，已经足够把我们的血液打到全身去了。当血压过高的时候，就会对身体产生一系列危害。血压过高会促进动脉急剧收缩，因为动脉感觉血太多，压力太冲，流量太大，会损伤血液供应范围内的脏器，所以血管要做适当的收缩，减少血流量，实际上是一种保护机制。随着压力过高，血管收缩越紧，收缩到一定程度，好事变成坏事，血管供应的相应区域就会缺血。

* 高血压分为轻度、中度、重度

正常人的血压，高压以 140 毫米汞柱为限，当高压处于 140 ~ 160 毫米汞柱、低压处于 90 ~ 100 毫米汞柱称作轻度高血压；高压处于 160 ~ 180 毫米汞柱、低压处于 100 ~ 110 毫米汞柱叫作中度高血压；如果高压处于 180 毫米汞柱以上、低压处于 110 毫米汞柱以上就是重度高血压。

低压的上限是 90 毫米汞柱，每上升 10 毫米汞柱分为一度，90 ~ 100 毫米汞柱属于轻度，100 ~ 110 毫米汞柱为中度，110 毫米汞柱以上为重度。但这只是高血压的分度，患者千万别被"轻、中、重"给迷惑了，以为只有重度的高血压对人体危害是重度的，而轻度的高血压对身体的危害应该是轻度的，这之间不是划等号的。高血压除了分为轻、中、重之外，还有更可怕的高血压危象。

* 高血压急症的危害

高血压急症会伤害身体中的主要脏器。

第一会伤害大脑。使人发生脑卒中。脑卒中分为出血性脑卒中和缺血性脑卒中，表现就是剧烈的头疼，神志出现问题，要么是烦躁不安，要么是淡漠甚至昏迷，还有一些人出现恶心、呕吐，这种呕吐是喷射性的呕吐。还有一种是大脑没有出血，也没有缺血，而是由于高血压和血容量的冲击，造成脑水肿，颅内的压力急剧增加，会引起一系列临床表现，除了头疼、恶心、呕吐、神志不清、瞳孔改变等，还可能突然造成致命死亡。

第二会伤害眼睛。道理是一样的，无论是出血，还是痉挛缺血，同样会造成失明。

第三会伤害心脏。强烈的高血压急症，会给心脏造成很严重的负担。医学上通常会把血压称为心脏的后负荷。心脏的功能是为了排血，心脏收缩会产生一定的压力，血管和心脏之间有瓣膜，当心脏收缩的时候，瓣膜打开，血液就能射出去。如果血压过高，心脏还想把血打出去的话，就要超过血压的压力，使劲做功把血液打出去，这对心脏来讲就是一个负荷，这种负荷如果长时间增加的话，心脏就会出现肥厚、供应不足，甚至会出现冠状动脉硬化、心力衰竭、心律失常。

第四会伤害肾脏。肾脏是我们身体中调节血压的重要器官，当血压升到很高的时候，肾动脉会做一些调整，为了保护肾脏，肾动脉也会收缩，来减少血压和血流的冲击，久而久之会造成肾脏的缺血，导致急性或慢性肾功能衰竭。

第五会伤害主动脉。很高的血压会把动脉的内膜层、中膜层撕裂出一个口子，把血液冲到撕裂的口子里边去，

根据血压高低高血压分为轻度、中度、重度和高血压危象。血压过高会对脑、眼、心、肾造成伤害，甚至还会有生命危险。

会顺着血管一层一层由近至远，把血管撕裂，造成非常严重的后果。

* 高血压危象有明确的诱因

在医生的仔细问诊中，刘先生才想起来最近由于工作特别忙，他经常加班加点。由于熬夜加班，他常常会在电脑前睡着，所以总是忘了吃药。持续的加班让他的心情也总处于烦躁状态，一不注意就跟女朋友产生了摩擦，在发病前，他还刚刚跟女朋友吵完架。医生告诉他，这些都是导致他出现血压突然升高的原因。

专家提示

决定血压高低的因素有四个：一是心脏功能，心脏功能越强，射血能力越强，产生的压力就会越高；二是血容量的多少，血容量越高，压力越大；三是血管弹性的好坏；四是心率的快慢，心率快排血量就会多，血压也会偏高。此外，精神紧张、兴奋，都会引起交感神经兴奋，心跳快，收缩力增强。因此，在高血压危象的时候，额外的刺激会使血压在很短的时间内突然飙升，导致生命危险。

* 高血压急症的严重危害——主动脉夹层

今年还不到40岁的小李患高血压多年了，但一直不能坚持服药，血压也总是居高不下。这天，他刚出门准备去办点事，可走着走着就觉得肚子出现了一种撕裂般的剧烈疼痛，小李本想忍忍过去，可谁知这种剧烈的疼痛越来越强烈，他赶紧拨打急救电话来到医院。经过诊断他患上的是主动脉夹层，由于情况严重，医生马上为他安排了手术治疗。幸亏抢救及时，才把小李从死亡线

心脏功能的强弱、射血量多少以及动脉弹性的好坏都是影响血压的因素，此外，情绪也会造成心脏收缩，促使血压上升。长期的高血压还会出现严重的并发症。

上拉了回来。

专家提示

心脏连接着主动脉，主动脉又分升主动脉、主动脉弓和降主动脉，再向下还有腹主动脉，主动脉是我们身体里面最大的一条连接心脏的动脉。当压力非常高的时候，如果动脉壁又有一定的病变，血液就会随着压力的剪切力，把血管壁撕裂开。撕裂的部位可以在升主动脉、主动脉弓，也可以在降主动脉。随着位置的不同而产生相应部位的症状。

升主动脉跟心脏相连，如果出现撕裂，很可能就会把冠状动脉口撕开，冠状动脉就会出现急性的闭塞，也会引起急性心肌梗死，或者是把主动脉瓣膜撕开，动脉瓣膜就关不严，发生漏血，心脏收缩往外挤出100毫升血，舒张又返回来50毫升，这也会出现严重问题。

主动脉弓上有三条血管通向大脑，这三条血管非常关键，影响我们大脑的血流。如果主动脉弓撕裂，三条血管被撕裂的斑块阻挡住的话，会造成严重的脑供血不足，出现神志不清、昏迷，或者是视物不清等情况。

若是降主动脉或腹主动脉撕裂，如果在胸段撕裂，就可以引起严重的胸疼，有时跟心肌梗死有类似症状，但是这种疼痛的性质跟心肌梗死有点不一样，它典型的症状是撕裂般的疼痛，而且这个疼痛会越来越往下移，移到肚子上。因为动脉上有很多的小动脉分支，撕到什么地方，就会造成相应部位的缺血，引起疼痛。主动脉夹层撕裂，如果不及时诊断的话，每耽误一个小时，就会增长1%的死亡率。

连接心脏的主动脉，根据位置分为升主动脉、主动脉弓和降主动脉，在不同位置出现的主动脉夹层，会有不同的症状表现。

* 预防高血压的 16 字箴言

预防高血压急症首先就是要控制高血压，不仅要定期测量血压，还要坚持16字的健康生活方式：合理膳食、适当运动、戒烟限酒和心理平衡。盐会使血容量增加，导致血压升高，而肥胖和高脂肪饮食都会加重心脏的负担，造成血压升高。

据统计，高血压在我国的发病率已经到了 10% ～ 15%，也就是说，全国大概有两亿多高血压患者。然而有一些人自己没有感觉，也没有测量过血压，所以还有很多人不知道自己有高血压。还有的人知道自己有高血压，但是没感觉，就不愿意去吃药控制，这点在观念上必须改变。

第一，要加强保健意识，每年都要或多或少做一些最基本的健康检查，包括血压、心率、血糖、血脂。

第二，如果有高血压，一定要做好治疗。

国际上提出了健康生活方式 16 字：合理膳食、适当运动、戒烟限酒、心理平衡。如果做到这种科学的健康生活方式，就可以使血压降低大概 10 毫米汞柱。

北方地区吃盐太多。据统计，北方人每天大概吃 15 克的盐，而科学地测量，我们每天实际上 3 ～ 6 克的盐就足够了。增加盐量就会增加血容量，会增加血压，所以要控制自己的盐量。大鱼大肉要少吃，这些东西会引起身体的肥胖，血压也会随之增高。经常运动，保持在标准体重范围内，血压会更容易控制在正常范围。

第六章

让血压平稳"着陆"

讲解人：陈红
北京大学人民医院心脏中心主任、心内科主任医师

* 如何控制高血压排除身体隐患？
* 生活中的控压方法有哪些？

　　高血压是一种常见病，被称为"国人第一疾病"，它犹如一颗隐形的炸弹，说不准就在哪个脏器轰然引爆。北京大学人民医院心脏中心主任、心内科主任医师陈红，教您如何控制血压，排除体内的隐形炸弹。

* 控好血压排隐忧

　　高血压患者老徐，患有多年的高血压，但他觉得高血压是一种很常见的疾病，没有非常在意。平时老徐喜欢在电脑上斗地主来消遣消遣，没想到就是这个看起来没什么害处的消遣，差点要了他的命。那天老徐又痴迷玩起了游戏，没想到手气特别好，这下老徐可是来了劲，坐在电脑前埋头苦斗起来，老徐一兴奋就感觉到头脑发蒙，一下就什么都不知道了，幸亏家人及时发现，把他送到了医院一检查，老徐竟然出现的是脑溢血，幸亏脑溢血的部位不在主要功能区，治疗之后的老徐，这才没有留下什么后遗症。

专家提示

　　高血压对各个脏器的危害是一个日积月累的过程，

这个隐形炸弹一旦潜伏在身体内，就随时可能会被引爆。高血压是一种常见病，它主要就是人体内血管的压力异常增高，所以只要有血管的地方，增高的压力就会对血管供应的器官造成损害，高血压可以引起脑卒中，就是老百姓讲的中风。心脏可以引起心肌梗死，心力衰竭，同时也可以引起肾脏的疾病，导致肾功能的衰竭，但是高血压在早期通常没有症状，真正出现中风、肾衰、心力衰竭就已经到了晚期，所以医生们常说高血压是一个隐形的杀手。

* 健康调节生活方式

高血压的治疗主要分为两方面：一方面是药物治疗，另一方面是生活方式的调节。目前常用的药物主要是五大类，但是因为药物涉及特别复杂的机理和知识，建议大家涉及药物的时候，最好去医院请教医生。第二个方面是治疗最重要的一方面，就是生活方式的调节，无论吃药或不吃药，高血压的患者都需要生活方式的调节，主要包含减轻体重、减少盐的摄入量、戒烟、戒酒等。

* 容易忽略的隐形盐分

吃一堑长一智，出院后的老徐开始对自己的血压格外关注，除了遵医嘱外，他听说高血压患者每天吃盐量要控制在 6 克以内，就备了一个小盐勺，每天做饭都用这个盐勺严格地控制，即使这样他的血压还是控制得不理想，老徐也不知道自己到底是哪里没做好。

专家提示

在生活中控制盐的摄入不只是控制食盐这么简单，在很多食物中都藏着隐形的盐分。老徐虽然每天都用小勺严格地控制食盐的摄入量，但是他的饭桌上，除了炒好的菜以外，还有黄酱、榨菜等，所以老徐每天的盐的摄入量肯定是大于6克的。一般来说，中国人特别是北方人，一般都口味偏咸，盐的摄入量每天可以达到12～15克，远远超过6克这个标准。6克的盐量是一个什么样的概念呢？一个小平勺大概是2克，6克大概3勺盐。所以每天炒菜，还有吃的咸菜等加起来盐就不能超过3勺。需要慢慢适应，调整口味。

* 食物可以调血压

《2011年中国高血压防治指南》里给大家一个建议，在这个建议中，推荐大家的饮食是每天的食用油应该小于25克，少吃或不吃肥肉和动物内脏，其他动物性食品也不能超过50～100克；每天应该多吃蔬菜水果，蔬菜大概每天400～500克，水果每天100克左右；每人每周可以吃5个鸡蛋，适量吃鱼类、奶类以及豆制品这些食物。

* 坚持科学运动

女儿告诉老徐必须得运动，她说运动对身体有很大的好处，可是老徐却不这么认为，他觉得自己是高血压患者，本来血管就挺脆弱的，哪里经得起折腾呢，觉得没事千万别搞什么运动，否则万一一个不小心再弄个脑出血那可不是闹着玩的。

专家提示

除了合理的饮食结构之外，运动也是降压的一个好办

高血压的发病机理极其复杂，有一些微量元素也可能对血压有影响。有人建议高血压的患者多吃一些含钾类的物质，比如菠菜、香蕉、橘子香菇等这一类的食物。

法。可是很多高血压患者对运动有诸多顾虑，在运动方面也有一些误区。科学正确的运动是治疗高血压必不可少的一种措施，一方面可以预防高血压病的损害，另一方面运动也有利于减低血脂，控制体重。但是，高血压患者的运动，要求循序渐进，量力而行。特别是老年朋友，建议在正式的运动之前最好做 5 ~ 10 分钟的热身运动，逐渐进入到正式运动状态，做完以后慢慢地休息下来。运动贵在坚持，最好能把运动融入到日常生活当中去，更容易做到持之以恒。对于像老徐这样的高血压患者，一般建议每周运动 3 ~ 4 次，每次至少 30 分钟。

* 选择有氧运动安全降压

运动过于激烈血压也会高，所以要选择正确的运动方式，一般主张有氧运动，如游泳、跳舞、走路，还有太极拳、舞剑等，对控制血压有很好的效果。相反，爆发力比较强的运动，如哑铃、单杠等不太适合高血压患者。

* 药物降压不可少

老张不但有冠心病，还有高血压，平时老张也是硝酸甘油不离身，但是相对于救命药硝酸甘油来说，老张对降压药就不那么上心了，经常感觉到头晕不舒服了，这才赶紧吃上一片，过几天没什么感觉了，就不吃了，他觉得没有症状，就说明自己的状态挺好的，完全可以不用吃降压药。

专家提示

大部分高血压患者还是需要吃降压药的，在降压药的使用上也有一些误区。高血压患者认为有症状的时候吃点降压药，没症状的时候就不吃了。其实高血压在早期的时候，很少有症状。但是高血压对心脏、大脑、肾脏的损害却始终都没有停止过，所以不管有没有症状都应该坚持用药，才能有效地避免高血压对全身脏器的损害。

* 擅自停药不可取

通常，很多患者认为夏天不需要吃药。长期的门诊当中医生们也发现，春季、夏季的时候，大部分患者的血压比较好控制，可能需要调整药物或者需要减药，建议在医生的指导下来变换治疗方案。但是患者减完药以后，仍需要定期监测血压，一般不主张停药。

* 不可随意增减药物追求快速降压

最近老徐的血压一直控制得不错，但一天午后醒来，他觉得头晕得厉害，一量血压发现比平时高了很多，为了让血压尽快地降下来，他就多服了一片降压药，服药之后，血压虽然明显下降，可是这头晕却加重了，发现不对之后，家人赶紧把他送进了医院，医生告诉老徐，他的头晕加重，是因为降压降得过快引起的。

专家提示

老徐的做法其实也是高血压患者的另外一个治疗误区，就是认为血压降得越快越好，其实在规律服药的情况下，如果血压突然增高，这个时候不应该马上加一片降压药，而是首先要确定血压为什么增高。是生气了，还是昨天晚上没睡好觉，还是又发生了一些其他的病。如果生气了，就赶紧平静平静；如果没睡好觉，再想办法让自己睡一觉。像老徐，可能是出现了脑血管的缺血，在这种情况下，首先不是降压，而是应该治疗脑血管病。如果这种情况下降压，就会像老徐一样，反而缺血加重、头晕加重。所以，高血压的朋友一定要知道，降压不是越快越好，在大部分情况下，应该是逐渐降压，降得太快会损坏我们的大脑、心脏、肾脏等。如果长期服用一种降压药后，血压控制在合理范围而且没有出现副作用，就不需要更换药物。如果要更换一定要询问医生，千万不能自己给自己当医生，随心所欲地增减变换药物。

第七章

驱逐高血压的困扰

讲解人：刘力生

中国医学科学院阜外医院主任医师

* 什么样的原因会诱发高血压？
* 高血压为什么会危害心、脑、肾？
* 在高血压的治疗中还存在着哪些误区？

高血压，一种并不陌生的疾病，可是您了解它吗？什么样的原因会诱发高血压？在日常生活中我们又该如何预防高血压？高血压为什么会危害心、脑、肾，到底该如何避免这些伤害的发生？中国医学科学院阜外医院主任医师刘力生，为您讲解高血压预防和治疗知识。

* 高血压的判断标准

血压有两个指标：一个是收缩压，就是我们平常所说的高压；另外一个就是舒张压，就是我们平常所说的低压。这两个标准任何一个升高的话，都叫作高血压。

所以，一般我们是说高压高于或者等于 140 毫米汞柱或低压高于或者等于 90 毫米汞柱，都可以算高血压了。

* 血压过高损害全身

我们的血管担负着往身体各个部位传输血液的任务，必须有一定的压力才能保证血液顺利传送，这就是血压的作用，可是血压高了会怎么样呢？我们都知道，如果家中的水压过高的话，很可能就会导致水管破裂，而血压过高的话，也会使血管发生破裂，比如说大脑中的血管破裂就会发生脑出血，这是一种危及生命的疾病，而和水管不一样的是血管的压力过大之后它还会损害血管的内膜，然后在血液脂质的作用下，形成血管硬化，这时血管就容易发生堵塞，发生如脑梗、心肌梗死的症状。

* 高血压是一种生活方式病

我国第一次的高血压调查 1958 年就进行了，1958 年我国高血压患病率，根据 11 个省市的调查结果是 5.5%，而到了 2002 年，患病率提高到 18.8%。

这几十年里，高血压的患病率增高了，但是总体来说，是因为国家的经济发展。任何一个国家，经济快速发展的阶段，心血管病的发病率也会增加起来的，这和生活节奏的加快、工作压力的增加等都有一定的关系。另外，生活方式也有很大的转变，如抽烟、喝酒可能多起来，吃得也多起来，或者运动减少，长年累月地对着计算机办公，或者是坐汽车、运动少，当然还有另外一个原因，就是现在都去做检查，因此知道患高血压的人也就越来越多了。

* 引发高血压的因素

1. 高盐饮食：高血压的罪魁祸首

盐的主要成分是氯化钠，钠是我们生命中不能缺少的元素，可是钠多了却会给我们带来伤害，如果吃了过多的盐，就会使过多的钠进入血管里，就会导致血管内外的渗透压不平衡，人体为了调节自身的渗透压，就会让血管外的水分进入血管里，血管里的水分多了之后，血液对血管壁的压力就会增加，于是就促成了高血压的发生。

我国在 1991 年曾经开展的全国性高血压抽样普查显示，1991 年高血压发病率在 15% 以上的地区有北京、天津、河北、内蒙古、西藏，而京津地区食盐量达到了 14～15 克，远远超出了世界卫生组织规定的 6 克的标准。食盐量控制最好的在南方，像两广、福建、海南一带，平均每人摄入的食盐量是 6 克左右，刚刚达到世界卫生组织的要求，相当于小小的一勺。高血压发病率最低的地区是海南，仅 6.61%。事实证明，高血压的地区分布和人群的摄盐量正好呈正相关，越往北摄盐量越高，高血压的发病率也在东北最高。所以要控制高血压，首要的就是要控制摄盐量。

2. 控压：高钾低钠是关键

我们不仅仅是盐吃得多，而且我们的食物里含钾比较少。有研究证明，钠、钾比值是影响血压最重要的一个因素。氯、钠和钾是人体电解质的主要成分。而钠和钾，就像两个势均力敌而又互相制衡的战友。钠在细胞外，钾在细胞内，两者共同捍卫着身体细胞内外渗透压、水分和酸碱值的平衡。一旦平衡被打破，钠的含量增多，必然会对人体造成危害。

平常的果汁，如香蕉汁、橘汁、橙汁，还有就是土豆，这些都是含钾比较高的。另外，西瓜也是含钾非常丰富的一种食物。新鲜蔬菜和水果中含有较多的钾，我们平时可以多吃点香蕉、柑橘、杏子、草莓、柚子、葡萄等水果；蔬菜中的芹菜、大葱、马铃薯、毛豆、青蒜等含钾也很丰富；豆类中的绿豆、赤小豆、蚕豆、黑豆、扁豆以及海带、紫菜、黄鱼、鸡肉、牛奶、玉米面、荞麦面、向日葵籽中也含有一定量的钾。在日常生活中，您可以有意识地多吃一点这类食物。另外还要注意的是，烹调方法也很重要，冷冻、加水浸泡或倒掉汤汁都可能减少钾的含量。所以对于需要补钾的人来说，也要尽量避免这些烹调方法。

除此以外，现在也准备实行代用盐，就是低钠盐，其实市场上也有，里头增加钾的含量。比如这种盐可以只含 25% 的氯化钠、65% 的氯化钾、10% 的硫酸镁。

* 戒烟限酒保健康

1. 吸烟对血压的危害

到底吸烟对血压是不是有影响呢？我们做了这样一个小实验。一位朋友测量了他吸烟前的血压，结果是 125/80 毫米汞柱、心率是 64 次/分，而抽完一支烟之后再测量，他的血压基本上没有变化，但是心率却一下子增加到了 87 次/分，由此可以推理，吸烟可以使人的心率加速。

吸烟使人心跳加快，心跳快了以后会刺激心脏射血的压力，心脏往外供血的压力加大，那么承受这些血液的血管的压力自然也会加大，长期如此，高血压就很有可能发生。事实上吸烟还有另外一个慢性的、长期的危害。烟里的有害成分，会损害血管内皮细胞。内皮系统是全身的血管都有的，吸烟时都会受损害，所以吸烟的损害是普遍的，是弥漫性的，不光是血液的压力问题，如果再加上血压高，本身吸烟又造成了心血管内皮的损伤，就很容易出现动脉硬化、斑块，甚至于血管的破裂等，所以吸烟的危害是很大的。

2. 喝酒后血压升高

喝酒以后，体内的一些物质会使交感神经兴奋，其中包括肾上腺素和去甲肾上腺素这些物质升高，血管就会收缩，进而血压就会升高。有一部分患者喝了酒以后也有血压下降的现象，但它是短暂的现象，血压很快会回升，所以长期喝酒对高血压没有好处。

一般来讲，男性每天白酒不超过一两，啤酒不超过一瓶，葡萄酒不超过200毫升。女性比男性要减少一半。

* 控制体重很重要

1. 体重指数

体重（公斤）除以身高（米）的平方，就得出了体重指数。比如一个60公斤，身高1.7米的人，他的体重指数就是 $60 \div 1.7^2 = 20.76$。

人肥胖以后，随着体重的增加，血压就会升高。我国有一个标准是这样规定的：体重指数如果小于18.5，就是体重过低，如果在 18.5～23.9 是正常的，24 以上到 27.9 为超重，28 以上就是肥胖。

2. 腰围

除了体重指数之外，我们更重视的是腰围。目前研究发现，亚洲人不一定很胖，但是如果腰围很大的话，也是一个危险因素。女性腰围在80厘米以内，男性腰围在85厘米以内，这样算健康，否则的话，就逐渐变成中心型肥胖。腰围大而其他地方并不怎么胖，也就是脂肪都停留在内脏上面，是很容易得心脏病的，因此腰围是一个很重要的指标。

* 适量运动益身体

多运动有利于降血压。运动有利于多余热量的消耗，使新陈代谢良性循环。但是要注意从小的运动量开始，逐渐增加，对于适合自己的运动要长期坚持下去，而对于已经有高血压的人来说，在运动的过程中还有一些需要注意的事情。

3年以上的高血压和伴有心脑血管疾病的患者，应该选择比较轻的运动，如散步、慢跑、打太极拳，最好是每个星期3～5次；强度最好是看看心率，有一种计算方法是170减去年龄，如对60岁患者来说，就是110，心率最大达到110就不要再增加运动了，最好把心率控制在110以内，这样比较安全。运动中出现心慌、气短、大汗淋漓这些症状，要赶快停止运动，最好就诊。

* 高血压危害心、脑、肾

高血压会引起并发症，如心肌梗塞、脑卒中、肾脏疾病、夹层动脉瘤等。

1. 高血压让心脏不堪重负

心脏的主要作用，尤其是左心室的主要作用，像一个泵，左心室收缩，把血液射到血管里边去。因为高血压，血管阻力增加，左心室收缩的力量就得加大，克服血管的阻力把血液射出去，才能供应全身血管，随着时间增长做功就会增大，心室就会肥厚，整个心肌的功能就会下降，左心室扩张，最终心力衰竭，可以诱发心律失常，甚至是一些恶性的心律失常，直接威胁生命。

供应心脏的血管是冠状动脉，为什么叫它冠状动脉？因为它的样子好像帽子一样，盖在心脏上面。冠状动脉如果出现了动脉硬化，也是长期高血压导致的结果，容易发生心肌梗死。心肌梗死后的患者，心脏功能会大幅度下降，最后逐渐地进入心力衰竭的阶段，所以高血压和心脏的关系是很密切的。

2. 高血压使脑卒中频频发生

高血压是脑卒中最主要的原因，如果血压急剧增高，有时就会让脑血管直接破裂，发生脑出血。当然，除了血压很高会造成脑出血之外，大部分脑卒中是缺血性脑卒中，也就是由于长期的血压增高，造成大脑里面的动脉硬化、狭窄，最后形成血栓，堵塞脑血管。

3. 高血压让肾脏越来越衰弱

肾脏是一个内分泌器官，它也会分泌一些肾素、血管紧张素等，最后造成血压升高。因为血压的增高影响全身的血管，也会影响到肾脏的功能，所以两者是互相影响的。

肾脏通过生成尿液来排泄身体里的废物，而尿液是由肾脏里的血液通过压力压出来的。因此，肾脏是身体内血压最高的部位，也是高血压时最容易受伤害的脏器。高血压会引起高血压肾病和肾动脉狭窄，这已经成为尿毒症的重要病因。但是大多数高血压肾病患者一般都没有明显不适现象，在早期往往被忽视，必须通过一些特殊的检查才能诊断，所以平常做尿常规，包括尿蛋白检查非常重要。近几年更发现，一般的尿常规检查不出的微量蛋白尿，就是量比较小的蛋白尿，也是很重要的危险因素。因此，微量蛋白尿已经成为一些地区高血压患者的常规检查，这样就会更早知道肾脏的功能到底会不会继续恶化下去。

4. 高血压可引发凶险的夹层动脉瘤

高血压还有大血管的并发症——夹层动脉瘤，这常常是很高的血压冲击的结果。血管分为内膜、中膜、外膜，血液从夹层进入，不走正常的通路，把血管壁之间冲出一个"口袋"，或者整个把正常的血流阻断。除此以外，夹层动脉瘤还很容易破裂，一旦破裂就会造成患者猝死。所以这是一个很严重的并发症，常常是多年的高血压造成的。

* 血压升降有规律

24 小时血压是有规律的，一般会有晨峰现象，早上 6:00 ～ 10:00，是 24 小时里血压最高的时段，过了这个时段，一般血压就会降下来，到半夜是最低的时候。如果 24 小时，每隔半个小时就测血压的话，会得出一条曲线，从夜里三四点钟，血压就开始往上爬坡，白天 6:00 ～ 10:00 这个阶段血压是比较高的。

* 关于降压药的误区

1. 误区一：血压正常了就不吃药

血压正常了就不吃药，这种情况很常见，不是一两个患者的问题。血压应该长期控制，关键是控制住血压可以保护脑血管，保护心脏。但吃药有一定的伸缩性，特别是根据北京的气候条件，夏天一般患者都能够多少减一点药，有时候需要减量，或者隔天用药，但一定要在医生的指导下用药。

2. 误区二：如何看待药物副作用

对于治疗慢性病的药物而言，都要经过严格的测试关，了解药物的副作用怎么样。因为高血压患者一旦用药就是几十年，凡是现在被大家所公认接受的降压药，都是过关的。都说"是药三分毒"，药物总会有一点副作用，但是它不一定是"毒"，而是可以耐受的副作用，比如有的高血压患者用钙拮抗剂，脸会红一点，有人用了利尿剂，会有低钾的问题，那医生就会给患者补钾。最近几年特别提倡低剂量的复方，就是说当药的剂量减小之后，减小到原来的 1/2 或者 1/4，不仅仅是副作用减少了，而是两个药合在一块儿，它的作用还可能会叠加，这样用药是因为造成高血压的原因是多方面的，不是单一的，这样多方面、多角度来控制血压，更容易收到好的效果。

* 阿司匹林怎么用

阿司匹林是老药新用，阿司匹林原来是治疗风湿、头痛的，近些年发现，它对预防心血管病有很大的作用。凡是心肌梗死的患者，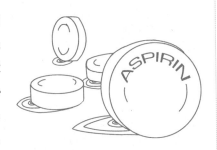或者是脑梗的患者，用了阿司匹林，再发生脑卒中或者心肌梗死的可能性，都比原来要减少1/4。对于已经有过一次心肌梗死或者脑卒中的患者，应该用阿司匹林预防第二次发生，这是大家公认的。对一般的高血压患者来说，只要血压控制好，用阿司匹林有好处；但是如果血压没有控制好，最好不要用，因为阿司匹林毕竟有出血的副作用，所以为了保护不要发生脑出血，血压波动大的情况下还是不要用阿司匹林。

第八章

了解高血压

讲解人：惠汝太
中国医学科学院阜外医院高血压中心顾问专家

* 如何正确测量高血压？
* 心肌酶数值代表什么？
* 高血压与肾病有何关系？

高血压好像一条高压线正危害着人们的健康，继发性高血压有症状，需要仔细检查不能忽视；了解高血压的判定值，提前预防很重要。中国医学科学院阜外医院高血压中心顾问专家惠汝太，为您细述高血压防治的新观点。

* 高血压的诊断标准

最近这几年通过大量的实验，只要血压超过 140/90 毫米汞柱，就可以诊断为高血压。

* 血压的最佳标准值

120/80 毫米汞柱是过去定位高压的标准，也是最常用的标准血压值，而国际上把最佳血压值定在 115/75 毫米汞柱。从 110 毫米汞柱开始以后，那么脑卒中的曲线、心肌梗死发病的曲线都开始上升，这是为什么把这个最佳血压定在 115/75 毫米汞柱的原因。

* 电子血压计的选择

电子血压计要经过认证，能够认证电子血压计的组织有三个：一是美国医疗仪器促进协会，简称 AAMI；二是英国高血压协会，简称 BHS；三是欧洲高血压协会，简称 ESH。水银柱的血压计最古老、最简单、最便宜，而且是最准确的，如今世界卫生组织还是推荐这一种。

* 如何正确测量血压

（1）心脏与血压计平行。血压计的高度，应该跟心脏在一个水平面上。

（2）袖带别放在衣服外。袖带直接绑在胳膊上，量的是肱动脉的搏动，袖带的下缘距离肱动脉搏动的地方 2～3 厘米，将血压计的听筒放在袖带外。

（3）充气、放气要放缓。在量血压的时候，充气、放气的速度要缓慢进行。

（4）影响血压因素多。一定要让测试者休息五分钟，然后排空膀胱，也不能吸烟，至少半个小时不能喝咖啡，也不能吃东西。

（5）安静舒适测血压。测血压的环境一定要安静舒适，所以测血压的时候，不要说话，会分散精力，交谈时血压会升高 5～8 毫米汞柱。

（6）选择椅子有学问。量血压要坐有靠背的椅子，有靠背的椅子让患者很放松，靠到这个椅子背上，不能跷着二郎腿，腿自然地放松，否则高压会有变化，最高可以升到 6～7 毫米汞柱，这些都会影响血压。

（7）袖带松紧掌握好。袖带的松紧度如何掌握呢？可以用听诊器头来测试。听诊器头有一种是钟式的，还有一种是扁平的，不主张把听诊器头塞到袖带里头去听血压,但可以用听诊器头来测试一下绑袖带的松紧合适不合适,能不能比较容易地塞进去。袖带比较窄,量出来的血压数字比实际的要高,如果袖带宽,血压比实际的血压可能会低一些。要想测出准确的血压,办法就是量肩到肘部的中段,中间这一块就是上肢的周径,袖带的长度是上肢周径的80%,宽度是上肢周径的40%。

* 正确测血压——胖人可测桡动脉

小李是个体格健壮的小伙子,用普通的血压计给他测量血压。血压计的袖带对他来说似乎有点短,将将够长。测量结果是他的高压是165毫米汞柱,低压是105毫米汞柱。再用袖带比较长的血压计测试,测量结果是高压是150毫米汞柱,低压是95毫米汞柱。

专家提示

太胖的人量血压,可以把袖带绑到桡动脉这个位置来测量。血压计跟心脏持平,最好是与右心房处于同一水平,右心房在锁骨中线往下第四肋间。手要自然地放在桌子上。还有一种方法,平躺准确测血压就是手放在中间,很胖的人躺平了,就可以了。

* 水银血压计去哪里调试

可以去北京市的剂量站,另外,每个医院里头也都有剂量室负责调试这个血压计。半年左右调试一下,在用的过程当中一定要注意,开始的时候要打开,测完后要关上,否则水银容易泄漏。

* 动脉硬化会导致压差过大

年纪比较大的人动脉弹性不好，可能引起动脉硬化，而低压的产生是靠动脉弹性将血液弹回心脏，一旦动脉弹性下降，将血液弹回心脏的力量就会减弱，反过来，心脏向动脉打血时产生高压，如果血管有膨胀的能力，血液冲向血管时可以缓冲，高压不会很高，而动脉硬化之后，心脏打血时，血管不能很好地膨胀，就会导致高压较高。因此，高压与低压之间的压差过大，高压高、低压低，往往是动脉硬化引起的，在老年人中比较多见。

* 高血压知晓率低、发病高

现在中国的高血压发病率是 18.8%，每 5 个人里面有一个，这是一个通常的概念，超过 65 岁以后，高血压发病率达到 50%，每两个人里面有一个，中国的现状是高血压的知晓率非常低。

年轻人发生高血压，很多是继发性高血压，如继发于肾脏、血管、内分泌的问题等，还有一部分可能既有遗传基因，又有饮食过咸等不健康的生活方式，很多因素混杂在一起，形成了高血压。老年人随着血管逐渐硬化，发生原发性高血压的概率更高一些。

* 高血压患者血压控制达标率低

有些高血压患者不知道自己有高血压，有些知道了也不去治疗，再就是治疗以后达标率也很低，在中国，现在达标率大概只有 6.1%，也就是 100 个得高血压的人，知道自己得高血压或者说已经用药的患者，只有 6 个人达标。

＊ 血压控制差　血管危害大

高血压多年控制不好对血管造成的影响，要比自然发展的过程远远超前，所以动脉的病变一旦能看到，就说明已经是非常严重了。高血压引起冠心病的发生，在我国是非常普遍的，每年有五十万人死于冠心病引起的心律失常、猝死等。实际上，除了冠心病以外，还有一部分人会发生脑卒中，也就是俗称的中风，它跟高血压关系更加密切。再一个就是糖尿病，有 50% 左右的人合并有高血压。还有 25% 的人，高血压控制得不好，会导致肾动脉硬化，肾小球功能减低，最终发现肾脏功能全面衰竭，这些都与高血压关系密切。

＊ 服用降压药的情况

血压超过 140/90 毫米汞柱是肯定要用药的，以下几种情况患者血压不到 140/90 毫米汞柱，但是也要用药：一是患者高血压合并有糖尿病；二是患者高血压合并肾功能有问题，或者 24 小时的尿蛋白超过 300 毫克；三是患者高血压合并有冠心病，就是心脏的血管有问题。

选择降压药的时候，要注意以下几个方面：一是看药物的效果怎么样；二是看对高血压主要引起的心脑血管病有没有保护作用；三是看它的副作用大小；四是看它的价格。

＊ 合并症患者的理想血压值

高血压患者的血压最好能够控制在 130/80 毫米汞柱以下。对一个高血压合并肾功能有问题或者合并糖尿病的患者，只要有高血压，吃广谱降压药不会加重糖尿病，也不会加速肾功能衰竭。

* 服用降压药有方法

降压药服用应该规律，高血压临界人群应谨慎，血压在临界点上，尽量不服药，以免以后一直要靠药物维持。有一个问题是肯定的，就是临界的高血压，超过 140/90 毫米汞柱，能够增加心脑血管病的发病率。降压药应混合小剂量服药，一般主张吃多种药，每一种药都小剂量，在互相抵消副作用的同时增加降压的效果，这是用药的原则。不是说吃一种药，血压降不下来了，再把这种药的量加大，而是加品种，不加量。三周判断降压药物的效果，因为有些药物，像血管紧张素这一类药物，真正达到它最大的降压效果是四个星期左右，所以拿来吃两天，觉得不管用，赶快去换一种，这是不对的。

* 大多数高血压患者服降压药的最佳时间

多数患者应选择早晨服药。因为在做 24 小时血压检测的时候，夜里 0:00 ～ 3:00 血压是最低的时候，从 3:00 开始血压爬坡，到 6:00 ～ 9:00 的时候血压是最高的阶段。所以，在早上六七点起床的时候就要吃降压药，降压药大部分是在两个小时左右起作用。

心脑血管患者应睡前服降压药。我们国家脑卒中患者还是比较多的，目前用的大多数降压药，药效最强大概是服用后 6 ～ 8 个小时，晚上吃降压药，药效达到最大的时候正好是早上。因为多数人早上 9:00 以后，血压也就自然往下降了，而有些人早上血压很高，吃药也不管用，这样的情况就可以在头一天晚上睡觉的时候吃降压药。

* 急症高血压救治有方法

季女士四年前患了高血压，因为她非常重视，按时服药，所以血压一直都控制得很好。可这天上午她感到心前区疼得非常厉害，疼痛持续时间超过了 30 分钟且大汗淋漓，而且这种疼痛还不断地向后背部放射，后背疼的时候，感觉心脏快要跳出来了，她赶紧打了急救电话，到医院做心电图发现，季女士的心率非常快，每分钟 140 次。

专家提示

美国高血压指南里明确规定，高血压比较高的时候，不能口含心痛定，推荐的是口服药卡托普利。在口服卡托普利的时候，要把它嚼碎了，不能咽，在口里含着，一片是 12.5 毫克，最多可以含 3 片，为 37.5 毫克。一般情况下，半个小时之内血压会降下来，如果半个小时降不下来，就必须要去医院了。这是高血压需要紧急降压的情况，跟一般的冠心病是不一样的，如果是一般的冠心病胸疼，10 ~ 20 分钟会缓解，有超过 30 分钟、大汗淋漓的，那就是心肌梗死。案例中的患者疼的时间比较长，另外其放射的部位也有问题，跟一般心肌梗死的放射部位不太一样，这个患者根据症状考虑可能是主动脉夹层，主动脉撕破了，所以疼得非常厉害，疼的时间也特别长，原来又有高血压，这种情况，要赶快送急诊室。治疗起来有两种办法：一是赶快把患者的心率控制到每分钟 74 次以下，用静脉百特阻滞剂；二是把血压赶快控制下来，几分钟之内就要把它控制到 120/80 毫米汞柱以下，因为血压高、心率快，撕裂可能会越来越大，最后可能会使失去生命的速度加快。

* 季节变换应谨慎调换药物

根据医生的医嘱来调整药物是可以的。因为季节的变化会影响到血压，但是也并不一定。一般来讲，冬季的时候血压会高一些，因为比较寒冷，人对外界的反应使得血管收缩，血压会高一点；夏季血压会低一点。但是每个人反应不一样，要根据每一个人的情况，并不是每一个人都需要去调整降压药的种类和用量。

* 高血压之非药物治疗

非药物治疗适合一些已经确诊的高血压患者，还有一些处在边缘状态的高血压患者，非药物治疗主要有以下几个方面：

1. 体育锻炼

对高血压患者或者心脑血管疾病患者来说，锻炼是非常重要的。要提倡每一个人都锻炼，贵在坚持。每天至少锻炼 30 ～ 40 分钟。锻炼到微微出汗的程度。

2. 饮食习惯

饮食习惯方面主要是吃盐和吃油。吃盐多是肯定会引起高血压的，原来有高血压的人吃盐多会加重高血压，所以控制盐的摄入量是非常重要的。关于油的问题，适量地摄入单不饱和脂肪酸，使得人体能够起到降脂和降压的作用，因此重点选择单不饱和脂肪酸含量比较高的油，主要是橄榄油和山茶籽油，这两种油单不饱和脂肪酸的含量能够达到 60% ～ 70%。其他的像粟米油、花生油也可以，一般含量都在 30% ～ 40%，这是所谓对"质"的控制。另外，还要注重量的控制，油再好也是脂肪，因此要注意不能摄入太多。一般喝汤用的那种小勺，一勺油是 10 克左右。作为烹调用油，我们不建议一天超过 3 勺油。

* 适量摄入蛋白质　吃肉要选择

1. 适宜食用的肉类一：鱼肉

鱼肉里 n-3 脂肪酸、不饱和脂肪酸含量很高，它有降低血脂的作用，它也有一定的降压作用。号召大家吃鱼肉的时候，尽量不要吃鱼皮。另外吃淡水湖的鱼，一定要注意，淡水湖污染很厉害，最后大部分集中污染在鱼的皮肤跟内脏上。

2. 适宜食用的肉类二：去皮鸡肉

带皮的鸡肉，皮里的脂肪含量比肉高了 300 倍，所以一定要把皮去掉才可以。美国心脏病协会推荐去皮的鸡肉，它是除了鱼以外的第一选择。

3. 适宜食用的肉类三：瘦猪肉

瘦猪肉比牛肉更适宜高血压患者食用，因为牛肉的脂肪含量超过 40%，脂肪含量是很高的。

* 防止合并症　饮食忌高糖

高血压的人，有 20% ～ 40% 的人有糖尿病，所以大家也要注意。高血压患者应选用低糖水果。

有一些水果，它转化糖的能力低，高血压患者可以吃，而有一些水果转化糖的能力高，高血压患者要尽量避开。这种转化糖的能力又叫作升糖指数，像樱桃、李子、柚子、桃是升糖指数比较低的，樱桃的升糖指数是 22，也就是说有 100 个分子果糖，只转化 22 个葡萄糖，李子是 23，柚子是 25，桃是 28，香蕉 30。葡萄的升糖指数就比较高，蔗糖也比较高，蔗糖如果跟果糖合起来的话，就达到了 65。除了水果外，蜂蜜、白糖、淀粉这些都是升糖指数比较高的，而麦芽糖是最高的，达到了 105，所以，一些有高血压的患者，尽量不要吃这些甜的东西。

* 睡眠质量会影响血压

小韩是一位护士，因为工作关系经常需要上夜班。上白班这天，早上 8:00 她刚到了医院，就测量了血压，检测结果是 115/70 毫米汞柱。两天后，她需要值夜班，在忙碌了一个晚上之后，依然选择在早上 8:00 测量血压，血压值是 125/75 毫米汞柱。跟前天的测量结果相比，血压明显升高了。

专家提示

睡眠的时间，对成年人提倡最好在 6 ~ 8 小时。一天的睡眠，要是太忙不得不减少睡眠，那么最好在夜里 0:00 ~ 3:00 这一个时段去睡眠。有个医学研究的统计，如果在这一段时间内长期不睡眠，会减少 5 ~ 16 年的生命，这是纯粹地减少生命，由此带来的高血压、心脑血管病可能会更早发生。

* 哪些蔬菜具有降压效果

新鲜芹菜有降压的作用。不单是芹菜，从科学的角度讲，各种新鲜蔬菜都有降压作用，所以不必非得挑芹菜，而是选择新鲜的蔬菜就好。

* 神经衰弱患者如何治疗高血压

如果高血压患者长期失眠的话，对血压控制是不利的。一般对这种患者用药，都要加一些镇静的药物，一些失眠比较严重的人，加一些像百忧解这一类的药物，甚至像多虑平、罗拉这一类的药物。加入这一类药物以后，会帮助患者休息，提高其睡眠质量，同时对降低血压有一定帮助作用。

第九章

不可小视的低血压

讲解人：惠汝太
中国医学科学院阜外医院高血压中心顾问专家

* 什么是体位性低血压？
* 引起低血压的原因是什么？
* 治疗低血压有哪些良策？

突发昏厥，一切不知所措；疾病来临，却不知如何下手。百思不得其解时，竟然发现疾病的元凶藏匿于生活中，当大家高调畅谈"高血压"带来的危害时，低血压也悄悄走进我们的身边，那么患有低血压的症状是什么？哪些低血压的病因需要我们特别关注？中国医学科学院阜外医院高血压中心顾问专家惠汝太告诉您低血压的秘密。

* 低血压的标准

季女士平时血压偏低，而且经常在站起来的时候感到头晕。医生让她平卧休息半个小时，给她量血压，她的血压是 120/74 毫米汞柱。当季女士站起来，再给她测量血压，她的血压是 90/60 毫米汞柱。医生判断季女士属于体位性低血压。

专家提示

在日常生活中，关于"血压"这个词儿，大家过于关注的是"高血压"以及高血压带来的并发症，可是最

所谓低血压，一般是指低于 90/70 毫米汞柱；有部分女性，血压可能比较低，但没有症状，这种也算正常。

近几年，低血压的发病率逐年上升，更重要的是很多人并没有给予低血压足够的重视，那么什么是低血压呢？专家指出，血压低于90/70毫米汞柱是低血压。对于冠状动脉，即我们心脏供血的血管，如果低压低于70毫米汞柱，就很难满足心脏内血管的供需，就会引起晕厥、头晕。

* 体位性低血压的症状和诊断

如果一个人从躺着到站起来，一般来说低压升高10毫米汞柱，这意味着，从卧位到立位，血压上升才能保证对脑袋的供血。如果血压不能升高这么多，那很可能就会晕倒。所以，判断体位性低血压的标准，关键看患者在立卧位是什么状态，立卧位时血压变化大不大。这个变化的差值，高压不能超过20毫米汞柱，低压不能超过10毫米汞柱。这种体位变化的血压，叫体位性低血压。

从卧位到立位，3分钟，如果高压降低了20毫米汞柱，低压降低了10毫米汞柱，就可以诊断为体位性低血压了。

* 神经性低血压的诊断

如何判断血压是反射性的还是神经性的？当患者躺着的时候，数一下他的脉搏，然后让他站起来，再数一下脉搏，正常人神经反射好的话，每分钟从躺着到站起来的脉搏，要比单纯躺着的时候，每分钟快15次以上，如躺着为每分钟70次，站起来以后应该要每分钟85次以上。如果没有超过15次，那就有可能是神经有问题。因为神经反射有问题，血压就不能随着体位变化，这样的人也容易引起头晕，这种症状可能是神经性的。

* 神经功能紊乱型低血压

一个有体位性低血压的患者，还要注意是否有出汗的改变，是否有便秘、阳痿、膀胱功能的障碍等，如果体位性低血压伴随着这些症状，那么就是自主神经功能紊乱引起的低血压，我们在医学上最常使用的检测手段就是冷加压实验，因为健康人遇到冷刺激的时候，血压和心率都会升高，交感神经兴奋会导致血管收缩、心率加快，但是如果一个人在遇到冷刺激以后，血压、心率都没什么变化，就说明其自主神经功能受到了损坏，导致其平常体位发生变化，出现头晕、眼花等症状。

* 非神经性低血压的病因

神经系统外的原因导致的低血压，一般都是心脏问题引起的。年纪比较大的人，原来有高血压病史，可能到了七八十岁，不吃降压药血压也能降回去，有可能是血管弹性降低，也可能意味着患者心脏收缩能力降低。

* 可能引起低血压的药物

很多药物也可以引起低血压，如像糖尿病合并高血压的患者，吃了好多降压药以后，也容易引起低血压。除了降压药以外，一些抗精神病的药、扩血管的药、抗抑郁的药都有可能会引起低血压。

* 低血压最主要的危害——跌倒造成的外伤

医生在检查低血压时，最重要的问题就是要看患者有没有器质性的问题，如果有，找出来并治疗好，低血压的情况就能好转。除此之外，单纯的慢性低血压，不太可能对生命造成太大的威胁，只是会引起患者头晕，尤其是体位性低血压，患者如果因为头晕出现摔倒等特殊情况，就会给健康带来危害。所以，医生要排除引起低血压的原因，找到相应的疾病对症治疗。

* 低血压患者应做有氧运动

低血压影响着一个人的生活质量，那用什么方法可以改善低血压的状态呢？专家指出，患者要经常进行锻炼，这样血管的收缩功能和舒张功能及心脏功能都会提高。我们说的锻炼，是做有氧运动，如跳跳舞、走走路、游游泳、骑骑车子等。特别要注意的是，不要在高温的环境下做有氧运动。

* 低血压的中药治疗

对于高血压患者来说，要少吃盐，反之，对于低血压的患者来说，最好吃饭吃得咸一点，吃菜吃得咸一点。此外，低血压的患者，可以喝甘草水。甘草冲水，会使患者的体内保留水跟钠的一种激素，可以让体内分解代谢减少，这样，肾就会留下更多的钠、更多的水。所以用中药甘草泡水喝，是治疗低血压的一个好方法，比较安全。

* 低血压的西药治疗

除了中药以外，在西药上，要采取什么样的办法治疗低血压呢？可以给患者用点激素，吃地塞米松，很小的量，从 1 毫克，或者更低的量开始吃。吃一段时间以后，血管的反应性会上去，会改善患者的生活质量，但是吃太多容易长胖。虽然吃激素是一个办法，但不是我们提倡使用的一个办法。另一种办法就是给患者吃收缩血管的药物，名字叫米多君，用量是 5～10 毫克，一天吃 3 次。但这个药有一个问题，吃了以后，可能站起来血压没有问题了，但躺着血压就高了。躺着血压高，对心脏会造成负担，所以药物治疗效果还是比较差。

* 低血压的物理治疗

对于低血压来说，裹腿是一个办法，它是物理治疗的一种，我们可以像过去八路军在腿上绑带子一样，把腿裹紧，穿弹力袜，提高回血血量，使血压升高。

* 养成良好的生活习惯

如果您有低血压的症状，引起头晕，就要养成良好的生活习惯，例如，吃饭要咸一点；每天多喝水，喝 2 升以上；避免出汗，然后尽量避免腹泻、呕吐；睡觉的时候枕头高一些，起床动作慢一些，可以先把腿活动活动，休息几分钟再起来。切记不要长期卧床，每天睡 6～8 小时就可以；不要在高温下工作；要少喝酒。

第十章

辨别高血压——血压测量学问大

讲解人：惠汝太

中国医学科学院阜外医院高血压中心顾问专家

* 选择哪种血压计，测量结果才最准确？

* 选择什么时间，测量结果才最可靠？

* 测量血压时，应该注意哪些小细节？

高血压是一种比较常见的心血管疾病，从单个疾病来说，高血压是最常见并且对健康危害最严重的疾病，在 70% 的脑卒中患者、40% 的心脏病患者中，高血压都是其致病因素之一。据统计，全国有超过 2 亿人患有高血压。如何判断高血压？如何正确测量血压？中国医学科学院阜外医院高血压中心顾问专家惠汝太为您解答。

* 判断高血压的标准

国际规定在描述血压的时候应把高压放在前面，低压放在后面。目前来讲，最佳血压应该是 115/75 毫米汞柱。因为在这个水平以下，心血管病、心脑血管病的危险程度不会增加，而随着血压的升高，115/75 毫米汞柱一直到 180/110 毫米汞柱，这个阶段随着血压的升高，心脏病和脑血管病的危险程度就会增加。大概低压每增加 20 毫米汞柱，高压增加 10 毫米汞柱，危险就会成倍增加。这个最佳血压标准不分年轻人或老年人，它适用于所有人。

* 高血压的症状

从症状来说,高血压没有特异症状。往往患有脑出血或心脏病的患者,经过检查才发现血压有问题,所以它是一个无声的杀手。有一些人有比较常见的症状,例如头疼、头晕等,但这种症状不是很特异的,所以不能靠症状诊断,主要还是要靠量血压诊断。因此,在日常生活中,特别是30岁以上的人群,应该每年量一下血压检查一下。

王女士最近经常觉得头晕,她在电视上看到介绍说经常头晕有可能是高血压,于是赶紧找来血压计量了量,可测量结果却显示她的血压是正常的,这让她感到非常奇怪。到医院检查后,医生为她排除了其他疾病后,确诊她患上的是高血压。

专家提示

有一种高血压叫假面高血压。例如,有些人白天量的时候血压不高,可能夜里血压就会高,这种假面高血压同样会造成心脑血管病的危害。面对这种情况,最好佩带血压监测的盒子,进行24小时的血压监测。如果24小时监测血压发现血压正常值高出来10%,就是测100次,有10次以上血压是超过正常值的,那么这些人就患有假面高血压。

* 正确量血压的小细节

首先将气袖戴在胳膊上,不能过松也不能过紧,听诊器放入气袖中,向气袖内充气,等肱动脉搏动消失后,稍停一下,再缓慢放气,当听到第一个声音时,血压计显示的数值就是高压,继续放气,再次听到声音时,血压计显示数值就是低压，一般来说，以听不到声音为准。

在量血压以前至少半个小时不要喝咖啡，不要跑步，不要吃很多东西；到达量血压的地方以后，要坐下来休息 5 分钟以上。一般第一次测量时，两个上肢都要量，看看两个上肢有没有差别，如果上肢高压差别超过 20 毫米汞柱、低压超过 10 毫米汞柱，那可能是血管有问题。另外，如果第一次量血压的时候，有其他的病症，如一个妇女右侧乳腺做了手术，那右侧上肢就不要量了。正常人通常是以右上肢或者是第一次量的两个上肢高的那次作为以后量血压的肢体。量血压的时候不能跷二郎腿，也不能跟医生讲话。血压计的袖带要选择合适的松紧度，以缠上后有一个手指伸进去比较松快为标准。袖带的下压搁在动脉，波动的地方有两个横指，放听诊器来听血压。

* 如何选择血压计

老李用三种血压计分别测试了自己的血压。首先选用的是传统的水银血压计，测试结果是 150/90 毫米汞柱。第二种是套在上肢的电子血压计，结果是 144/88 毫米汞柱。最后选择的是腕式血压计，结果是 140/86 毫米汞柱。究竟哪一个结果才最能反映老李的真实血压呢？

专家提示

在三种血压计中，最准确的是水银血压计，其次是电子血压计，差异最大的是腕式血压计。腕式血压计跟绑在上臂肱动脉的血压计有一点差别。一般来说，这些电子血压计，绑在腕部还是绑在上臂差别不是很大，因为这块距离是比较短暂的。但是这种血压计每一次测量变化特别大，不好做判断。如果只作为一个参考，是可以的，但用它诊断疾病就差一些。但是，这些血压计可以做校正，水银血压计是测量血压最准确的血压计。

第一次量血压，血压为 150/90 毫米汞柱，第二天或第三天再量一次，仍然是 150/90 毫米汞柱，两次以上，就可以诊断为单纯收缩性高血压。单纯收缩性高血压年纪大的人比较易发，多半是由于动脉硬化引起的，它对心血管的危害就是高血压的危害。它也可以引起心脑血管病的风险增大。但是治疗起来有一点区别，把高压降的时候，低压也会跟着降，低压要注意不要低于 70 毫米汞柱。

* 选对时间测量血压

一般的高血压患者测量血压最准确的时间段是早上的 6:00 ~ 9:00，下午的 5:00 ~ 9:00。

一天中，一般的高血压患者测量血压最准确的时间段是早上的 6:00 ~ 9:00，下午的 5:00 ~ 9:00，因为这两个时间段的血压较高。此外，对于有头晕、头疼等症状比较厉害的患者，应随时有症状随时测量。假面高血压则需要做 24 小时的血压检测来确定诊断。

第十一章

走出迷"误"

讲解人：惠汝太
中国医学科学院阜外医院高血压中心顾问专家

* 面对日常的高血压治疗，您是否已经走入误区？

* 偏方降压究竟可不可取？

　　高血压危害我们的健康，给大家的日常生活带来很多烦恼与不便，甚至带来非常严重的后果。治疗高血压究竟有哪些误区？我们该如何正确降压？中国医学科学院阜外医院高血压中心顾问专家惠汝太带您走出迷"误"。

* 不得高血压　预防很关键

　　按照国际标准，最好的血压是 115/75 毫米汞柱。有一种情况很普遍，高压在 120 ～ 139 毫米汞柱，低压在 80 ～ 89 毫米汞柱，有人称为高正常血压，有人称为高血压前期。

　　在生活中，往往很多人处于高正常血压值的时候觉得没事，自认为不用采取任何预防措施。这一部分人恰恰要特别重视。首先，这部分人在整个人群中占 30%，数量很大。其次，这些人往往很快就会发展成高血压。高血压大部分是由这部分人转化来的。最后，这部分人心脑血管病的损害也是提早发生的。高血压造成了我国 70% 的脑卒中、大部分的瘫痪患者、40% 的心脏病患者。早期预防高血压可以大大降低脑卒中、心脏病、心力衰竭等疾病的发生率，因此，控制血压非常必要。这部分人通过干预，控制它、阻止它，可以延缓发生高血压。在前期不注意的患者，最终90%的人都会得高血压，所以此期间预防是非常重要的。

* 治疗高血压的误区

老张服用降压药有个习惯，血压高的时候就吃点药，看到血压降下来就停药，结果，他的血压经常处于波动之中。后来听邻居说常吃芹菜可以降压，于是，他每天都要吃点芹菜，甚至连药都停了。可过了一段时间，他的血压不仅没有降下来，反而比之前更高。看到情况有些不妙，老张赶紧买来了最贵而且降压速度快的降压药服用，还别说，刚吃了几天，血压就降了下来。

专家提示

案例中，存在以下几个误区：

1. 误区一：擅自停药

一般来说，患者经常存在一个误区：服药以后血压恢复正常，就不需要再吃药了，再吃药血压就降得特别低，特别低就有问题了。实际上，得了高血压以后，基本是要终身服药的，就是血压降到正常以后，有的时候可以把药量减一减，但是不能完全停药，要终身服药，血压一会儿高、一会儿低的情况很容易带来不良的后果，尤其是如果发生在老年人的身上，那可能会引发脑血管出问题，引起脑出血。

2. 误区二：血压降得过低

血压的达标率，就是一般的人血压要降到 140/90 毫米汞柱以下。如果有糖尿病、冠心病或者其他的疾病、慢性或性功能衰竭等的患者，要降到 130/80 毫米汞柱以下。有一些心力衰竭患者要更低，要达到 120/70 毫米汞柱。但是血压也不是越低越好，特别是有心脏病的患者，如果达到一定的程度，130/80 毫米汞柱以下，不能让它降得特别低，特别是低压，如果低压降得特别低，低于 70 毫米汞柱，那心脏又会供血不足了。

3.误区三：用食品代替药物

很多的报道都写了芹菜降压，但是芹菜降压并没有严格的科学依据。可以肯定的一点是，所有的蔬菜，特别是带有深颜色的蔬菜会有降压的作用。多吃蔬菜、水果都会有降压作用，但是这些作用只是辅助治疗，不能完全靠吃蔬菜来降血压，因为饮食引起的血压降低的程度是非常小的。

4.误区四：选择新药、贵药

有些人治病心切，血压降下来就不服药了，血压一升上来，就去买贵的、药效快的药，这也是一个误区。实际上药的降压程度好坏与药物的价格关系不是特别大，不是贵的药就是好的，就是快的，这种观念是不对的。在形形色色的新药中，大部分的药都是原来的老药改头换面、换了包装。有些新药可能会减轻副作用或者吸收缓慢或者持续吸收，但是真正起作用的成分还是老药。所以在选择药的时候要参考权威的消息来源，根据每一个人的具体情况选择。

* "偏方"能否控血压

小刘一直相信偏方可以治病，最近他听朋友说用醋泡黄豆，吃了可以降压，就赶紧照着做了，可吃了一段时间，血压始终没有降下来，这让小刘感到非常奇怪。

用醋泡黄豆来降压，没有科学依据。虽然大豆中的大豆异黄酮对健康有益，醋也能够降低心血管病的发病率，但只能作为辅助治疗，不能代替降压药。仅依靠偏方降压是不可取的，还应该服用降压药来控制血压，防止并发症的发生。

专家提示

有一些报告显示，醋和黄豆单独作为辅助降压的非药物，可能有一些作用。大豆中的蛋白、异黄酮是有一些好处，但是降压的幅度很小，作用有限。如果把这些方法作为降血压的主要方法，缺少大规模临床实验的证据，因此单靠这些办法降血压，而不用降压药，会耽误正规的治疗，心脏、肾脏、大脑血管很可能会出现不可逆的改变。

中国人吃醋大概有一千多年的历史了。有些人平常会喝苹果醋，他们心血管病的患病率会低一些。醋也有一些降压的作用，无论是老鼠的实验还是人的实验，都有一些小规模的实验证实了醋的这种作用。但是跟大豆一样，不能把它当成治疗高血压的主要方法，醋泡黄豆可以吃，但同时还要坚持用降压药。

大多数降压药经过了几十年、成千上万的患者临床考验，首先能有效地降低血压，其次能够有效地防止心脑血管病的并发症，而且降压药带来的副作用是完全可以避免的。因此，服用降压药才是控制血压最科学、最有效的方法。

* 控制血压不能频繁换药

小刘的血压一直不是很稳定，每当血压高的时候就吃两片降压药，血压降下来就不再吃了，不仅如此，他还喜欢经常换降压药吃，说只有这样试，才能知道哪种药管用。

专家提示

高血压患者在服用降压药时，不要擅自换药，如果

觉得服用的药物降压效果不太明显，一定要持续服用至少
4 周以上，再考虑换药。另外，即使血压降下来了，也不
能擅自停药。

* 预防高血压要从改变生活方式做起

在早期可以通过生活方式来干预高血压。如果是高
血压前期或者一期高血压，高血压很可能可以治好，如
果是已经得了高血压，通过生活干预则可以减少药量，
延缓更进一步的发展，防止病情恶化。及时调整生活方式，
可以有效控制高血压的进一步发展。

第十二章

高血压十大危险因素

讲解人：惠汝太

中国医学科学院阜外医院高血压中心顾问专家

* 影响血压的十大危险因素是什么？

* 少量葡萄酒可以减少高血压的发生吗？

哪些因素会影响我们的血压？常见的葡萄为什么会对我们的血压有好处？我们应该如何通过运动、饮食来控制血压？中国医学科学院阜外医院高血压中心顾问专家惠汝太带您阻击高血压。

* 高血压的危险因素一：遗传

遗传的倾向占40%。家族遗传因素是指如果直系亲属中，有两位患有高血压，那么子女患高血压的机会将提高4～6倍。

* 高血压的危险因素二：年龄

年龄因素是指随着年龄的增长，患高血压的风险也会增加。

* 高血压的危险因素三：吃盐多

我们吃饭应该清淡一些。我国北方人每天摄入盐的量一般是10～16克，南方人可能要低一些。要想血压

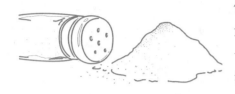

低一点，每天摄入盐量应该在 6 克以下。一开始吃的时候可能没味，但是经过一段时间会习惯的。在芬兰有实验证明，三千多个病人里，盐的摄入量减到 3 克/天，一开始不习惯的现在都习惯了。

高盐饮食是高血压的第三个危险因素，每天标准的食盐量应为 6 克。

* 高血压的危险因素四：不运动

老张是一位多年的高血压患者，由于他体重超重，所以医生建议他每天锻炼，于是从半年前老张就坚持每天跑 15 分钟左右，可半年下来，他的体重仍然超标。

专家提示

在运动方面，医生鼓励大家一定要坚持在 30 分钟以上，一星期坚持 5 天，而且要有一定运动量，也就是心率要达标，一般要微出汗才行。大家可以简单估算，用 220 减去年龄乘以 65% ~ 75%，即得出达标心率。

运动时间也不是越长越好，30 分钟到 1 小时是最合适的。运动时间特别长，如 2 个小时以上，这时候会引起肌肉酸疼、疲劳，对心脑血管不是好事，反而可能会有害。

年纪比较大的患者，不太主张进行跑步、爬山等容易伤害膝关节或者导致肌肉拉伤的运动，快步走是最好的运动方式之一。

高血压的第四个危险因素就是不运动。正确的运动方法应该为每次锻炼时间坚持在 30 分钟以上，心率保持在 110 ~ 150 次/分，一星期至少 5 天锻炼才能达到运动的目的。

* 高血压的危险因素五：肥胖

高血压的第五个危险因素是肥胖。男性腰围超过 90

厘米、女性腰围超过80厘米，就可以判断为肥胖了。此外，还可以通过测算体重指数来判断，体重指数是指体重的公斤数除以身高的平方，如果超过30.就是肥胖了。

* 高血压的危险因素六：情绪波动

激动、恐惧、压力都会引起血压升高。美国曾经做过一个实验，"9·11"事件以后，美国人的血压平均升高了2毫米汞柱，就是因为恐惧。

* 高血压的危险因素七：不良饮食

过去我们都以为尿酸升高会引起痛风、腿疼。现在我们观察到，原来没有高血压的人血压高了，原来高血压水平的人，血压更高了，所以这个问题，也要引起我们的重视。

我们平时吃新鲜的蔬菜比较少，老吃肉，这样是不健康的。应该多吃蔬菜，特别是带颜色的蔬菜。绿颜色的青菜、红颜色的西红柿等应该多摄入。

平时吃新鲜的蔬菜、水果比较少，老吃肉，血压会更容易升高，正确的应该是多吃带颜色的蔬菜、水果。

* 高血压的危险因素八：药物

有些药物能够引起血压升高，一是止痛药，二是感冒、发烧及治鼻炎的药物，这些药物引起的高血压往往是一过性的，通常停止服药血压就会降下来。

* 高血压的危险因素九：吸烟

吸烟会引起血管收缩，导致血压升高。

* 高血压的危险因素十：大量饮酒

关于喝酒的问题一直有一些不同的看法。如对于冠心病，医生就说，少喝葡萄酒会降低血压，但是大量地喝酒，都会引起问题的。对于高血压的病人来说，晚上喝酒，三四个小时内血压是降低的，过十几个小时，就是升高的。很多脑卒中患者就是头天晚上喝酒，第二天发生脑卒中。所以大量饮酒是不可取的。

葡萄酒之中红葡萄酒是比较好的，白葡萄酒效果要差一些。据目前的研究结果显示，葡萄的皮跟籽都是有益的，主要是里面有多酚类的物质。少量地喝红葡萄酒有一定的好处，酒的量要掌握适度原则，葡萄酒每天150毫升以内，女性患者要求量减半。

但是如果本身不会喝酒的人，没有必要为了减少心脑血管病、降低血压去学着喝葡萄酒。因为有研究发现，酒精在体内代谢，需要体内的酒精脱氢酶，这种酶可以将酒精分解成乙醛，只有经过这步分解，才能将酒精完全代谢掉，然而，每个人乙醛脱氢酶的活性并不一样，因此，并不是每个人喝葡萄酒都会对血压有好处，应该因人而异。

每天可根据个人情况饮用少量葡萄酒，因为葡萄皮和葡萄籽中含有多酚类物质，对心血管是有好处的。

第十三章

更年期的隐形"压力"

讲解人：惠汝太

中国医学科学院阜外医院高血压中心顾问专家

* 如何正确对待更年期高血压波动？

* 男女血压有何差异？

* 如何调整更年期高血压？

您知道标准血压应该是什么样的吗？血压波动该如何降压？我们该怎样应对更年期的血压波动问题？中国医学科学院阜外医院高血压中心顾问专家惠汝太，带您了解一下更年期的隐形"压力"。

* 更年期女性心血管发病率升高

女性更年期绝经前的心血管发病率、患病率以及死亡率明显低于同龄的男性，这就说明雌激素有一定的保护作用，但是停经以后特别是到了 60 岁以后，雌激素下降以后，女性的心脏病发病率和患病率以及死亡率明显地高于同龄的男性，而且得了心脏病、冠心病以后，治疗起来比男性更困难，因为她的症状不典型。

* 补充雌激素要因年龄而异

雌激素对女性的心血管有保护作用，因此，女性在更年期绝经前高血压发病率较低，但绝经后发病率逐年升高，且由于症状不典型，治疗也更加困难。于是有人想了一个办法，给女性服用雌激素，一开始的临床实验得到的结果发现，服用雌激素的确能减少心血管疾病的发病率，但后来有两个较大的前瞻性研究发现，服用雌激素后，女性心血管病的发病率反而升高。初步的实验结果发现，50～59岁这个年龄段的女性补充雌激素可能有好处，63岁以后再补充雌激素，效果就不一定是好的了。

* 更年期血压具有波动性

张女士今年50出头，原本身体特别好的她，最近却总是莫名其妙地出现一些不适。今天腰酸背疼，明天头晕眼花，有时候量血压，血压还偏高。后来，听朋友说她这是更年期的症状，她赶紧到医院去看，在服用了一段时间药之后，张女士的情况果然好了很多，然而血压却仍然不稳。

专家提示

女性更年期血压升高具有波动性，如果每天血压升高的次数超过20%，例如量了40次血压，有超过8次以上的血压高于正常值，就需要积极治疗。通常可以用一些长效的、副作用小的降压的药来使它平稳，单靠生活干预是不行的。两种女性容易出现更年期高血压，第一种是怀孕的时候血压高的人，第二种是有高血压家族史的女性，这些人在停经以后更容易发生高血压。

* 更年期高血压的特点

更年期高血压特点一：脉压差增大。这是因为绝经期后雌激素减少，动脉硬化的概率增高，因此，就会出现高压升高、脉压差增大的情况。

更年期高血压特点二：反勺形。在一天 24 小时中，正常血压波动夜间较低，呈现勺子的形状，而更年期女性的血压在夜间往往比白天高，呈现反勺形状，增加心脑血管的发病率。

标准血压的曲线应该呈勺子形状。

* 血压波动越大　心脑血管病风险越大

自从张女士发现自己的血压偏高之后，就开始注意量血压，可是她发现血压总是不稳，有时候 150/110 毫米汞柱，有时候又是 138/96 毫米汞柱，难道是血压计坏了吗？她赶紧又买了台新的，可结果仍然是忽高忽低的，人家的血压都挺稳的，而自己的却总是这样。这让她心里没了底，该不会是有什么病了吧？

专家提示

血压波动在一天中有短期波动和长期波动，波动越大心脑血管病的发生几率越高，如果在服用了降压药以后，80% 的时候血压都是降低的，就表明达标了。这种心脑血管病的机会都是低的，如果没有超过 80%，这时候心脑血管病的风险就会增加。

* 更年期男女血压波动有差异

男性更年期的概念早在 1937 年就提出了，但一直不被学术界公认，直到 1998 年，全世界才统一了认识，认为存在男性更年期。男性更年期是由于雄激素水平降低导致的，会引起男性肥胖、情绪不好、血压升高等问题，但是在 2005 年以后，关于男性更年期的说法和研究报告就比较少了。因为男性与女性不同，女性更年期以停经为标志，且雄激素对血压的影响也不如雌激素大，因此，男性在更年期时的血压波动不大。尽管女性比男性更重视对于高血压的用药和治疗，但控制效果往往没有男性好，这也与雌激素对血压的影响有关。

* 合理调整药物　控制更年期高血压

每次血压一高，老白就会觉得头晕难受，这个时候他会吃点降压药，还别说，吃完之后血压就能回到正常。可自从发现血压波动得很明显之后，老白也有点拿不准了，要是每天都吃药肯定血压该低了，要是不每天坚持吃药，又恐怕对身体不好，这药到底该怎么吃呢？

专家提示

血压波动的人需要做到两点：一是进行 24 小时血压监测，了解一天中血压高峰在什么时间发生；二是要使用长效降压药，并在医生的指导下调整服药时间，就可以将波动的血压控制下来了。

改变服药时间可改变药效。

第十四章

高压前的隐患

讲解人：惠汝太
中国医学科学院阜外医院高血压中心顾问专家

* 什么是血压的灰色地带?
* 高血压前期如何治疗?

　　什么样的血压虽不属于高血压但却有潜在的危险？常见食物中，有哪些我们意想不到的成分？改变生活方式和用药降压，到底该如何进行选择？中国医学科学院阜外医院高血压中心顾问专家惠汝太，告诉您高压前会有怎样的隐患。

* 血压的灰色地带也危险

　　高压处于 120 ～ 139 毫米汞柱，低压处于 80 ～ 89 毫米汞柱，被称为血压的灰色地带，也就是高血压前期，这一阶段的人群患心脑血管病的风险，比正常人群可增加两倍以上，因此也要关注。如果高压处于 120 ～ 129 毫米汞柱，低压处于 80 ～ 84 毫米汞柱，可以称作正常血压高值，这时可以通过改变生活方式，少喝酒，不抽烟，多运动，少吃盐，多吃蔬菜、水果来降低血压。而高血压前期，也可以用药物来干预，这样的治疗更积极。

* 高血压前期会变成高血压

　　最近，李女士一直被一件事困扰着，那就是她的血压。

其实早在十几年前，她的血压就不是特别正常，总是比别人高一点，持续在130/80毫米汞柱，虽然有些偏高，但是又不算高血压，所以李女士也没在意过。然而，十几年过去了，她发现自己的血压也发生了变化，经常会达到145/95毫米汞柱。

专家提示

高血压前期主要有两大危害，一是10年后50%高血压前期的人会变成高血压，二是高血压前期的人患脑卒中和冠心病的风险比常人增加两倍左右。目前中国所拥有的高血压前期患者，都将成为高血压的后备军。

* 高血压前期的治疗要因人而异

王先生今年40出头，要说事业是蒸蒸日上，各方面也都非常如意，可唯一让他有些别扭的就是他日渐鼓起来的肚子，而且还经常感觉有些头晕，每次他都认为是自己喝多了，也始终没有在意过，直到最近体检，他才发现血压有些偏高，达到了135/85毫米汞柱。自己的血压一直都挺正常的，从来都没高过，这突然高了起来到底该不该治疗呢？

专家提示

在高压130～139毫米汞柱，低压85～89毫米汞柱这个血压水平的人，用降压药以后，会明显降低心脑血管病的发病，特别是合并有其他心脑血管危险因素的时候，应该给这样的人进行药物治疗，要积极一点。当然，药物治疗之前可以使用一些生活方式的干预，过去一般建议患者做3个月生活方式干预，如果血压下不来，就要开始用药。现在有一部分医生认为，既然血压偏高对高血压前期的患者可先做3个月生活方式的干预，如果血压降不下来，就应该马上用药物治疗。

身体有害，为什么还要等3个月呢？为什么不马上开始治疗呢？现在有一些降压药的副作用是非常小的，所以在这个血压水平，如果是合并有两个以上心血管危险因素，比如像抽烟、高血脂、肥胖、血糖高，合并有其中两个，或者有家族史，应该给予药物治疗。

* 高血压患病率随年龄增加

在我国，50～59岁年龄组中，30%的人患有高血压；60～74岁年龄组中，49.1%的人患有高血压；75～84岁年龄组，80%的人有高血压；85岁以上年龄组，90%的人都有高血压。高血压已经成为很多人生活的组成部分，年龄越大，高血压的患病率也越高。

* 食物也能降血压

水果、蔬菜都有降压作用，这是因为它们含钾丰富。含可可70%以上的黑巧克力也具有一定的降压作用。含花青素较多的红葡萄酒比白葡萄酒降压效果更好。但是，红葡萄酒的饮用量需要注意，每天148毫升，超过这个量血压反而会升高，通常饮酒后3～4小时血压下降，6～8小时血压就会升高，因此一定要严格控制饮酒量。

* 巧用大蒜、辣椒降压

大蒜可以降压，但是降的程度有限，需要有正确的食用方法。平时可以将蒜切成片，在餐桌上放10分钟左右，让它氧化。一般来说，每顿饭五六片就可以了。通过临床实验证明，辣椒也有一定的降压作用。

第十五章

冬秋季节控血压

讲解人：马长生
首都医科大学附属北京安贞医院心脏内科中心主任、主任医师

* 心脑血管病为何在季节交替时高发？
* 不同人群如何监测自己的血压？
* 血压忽高忽低受哪些因素影响？

秋冬季天气转凉，人的血压容易产生波动。这种季节交替时的血压波动容易诱发心脑血管疾病。我们怎样才能把自己的血压控制好，避免危险情况的发生呢？首都医科大学附属北京安贞医院心脏内科中心主任、主任医师马长生为您解答。

* 血压、心脑血管之间的关系

血压受天气、季节、饮食、作息等的影响较大，和心脑血管疾病有直接关系。控制血压是预防心脑血管疾病发病的重要措施之一。

* 季节交替引起心脑血管疾病高发的原因

血压受季节的影响较大。夏季气温高，血管扩张，出汗也多，产生一个自然降压过程。这时，血压比较容易控制。有些高血压患者，冬季服用 3 种降压药才能有效控制血压。但是到了夏季，可能只服 2 种降压药血压就很平稳了。有些血压原本只是轻度升高的患者，夏季

甚至可以不服用降压药。反之，冬季气温低，血管收缩，出汗减少，血压自然有所升高，这时血压通常不容易控制。

季节交替，尤其是秋冬交替时，天气多变，血压就容易大幅波动。波动的血压对于老年人原本已经发生硬化的动脉血管冲击较大，就容易发生心脑血管意外。

天气转凉，容易导致血压升高，引发心脑血管疾病。

* 不同人群应该如何监测血压

测量血压的时间，对于不同人群有不同的建议。由于高血压的发病率随着年龄的增加而增大，因此对于尚未发现高血压的人，测量的频率应该随着年龄的增长而增加。

30 岁左右的年轻人，每年测量血压 1 次。

超过 40 岁，每 3～6 个月测量 1 次。若测量时发现血压大于或等于 130/85 毫米汞柱，即达到或超过正常范围，则建议至少每个月测量 1 次。当然，如果方便的话也可以每周或每天监测血压，以便尽早发现和开始治疗高血压。

已经诊断并开始治疗的高血压患者，治疗初期建议进行规律的家庭血压监测，如每天在血压高峰时或者每天服用降压药物前测量血压。若一段时间内血压控制良好，可以适当延长测量间隔。但对于血压控制欠佳或者刚刚调整降压治疗方案，须更加密切监测血压，甚至增加每天测量的次数。

另外，由于人在寒冷季节时的血压会高于温暖季节，因此在季节交替时仍要每日规律监测血压，以便及时调整降压治疗。若出现头晕、头痛、视物模糊、胸闷、气短、心慌等不适情况时，应及时测量血压以了解这些不适是

不同人群测量血压的间隔不同，不能一概而论。

否与血压的异常有关。

* 为什么会出现家中自测血压和医院诊室血压不一致的情况

家中自测血压和在医院由医生测量的诊室血压是目前监测血压的两种主要方法。无论采用哪种方法测量，患者都需处于静息状态，就是没有抽烟、喝酒、运动或情绪激动的情况下进行测量。

即便如此，还是会出现自测血压和诊室血压不一致的情况。为什么呢？家庭自测血压和诊室血压不一致，表现为两种形式。

一种是诊室血压升高而家庭自测血压正常的现象，常称为"白大衣高血压"。也就是患者的血压升高是在医疗环境中发生的。多见于女性、年轻人、体形瘦小以及病程较短、病情较轻的患者。其病因可能是患者见到医生后精神紧张，血液中就会出现使心跳加快和血管收缩的一种物质——儿茶酚胺，从而导致血压上升。白大衣高血压是一种介于正常血压和高血压之间的临床状态，它可引起血管弹性下降，继而发生动脉粥样斑块，对心脑血管和肾脏产生不良影响。

另一种是诊室血压正常而家庭自测血压高于正常的现象，也称为"反白大衣高血压"或"隐匿性高血压"。多见于老年人、男性、肥胖儿童、压力反射灵敏性异常者、有大量吸烟饮酒史者，常合并有糖尿病、血肌酐偏高、蛋白尿、体重指数过高等情况。目前对这种情况发生机制的认识有限，但多认为这是高血压的前期阶段，也可引起心、脑、肾等重要器官的损害。

不管什么类型的血压升高，都应该引起重视。

* 为什么有的人血压忽高忽低

血压本身有着昼夜节律和季节变化规律。一年之中，冬季血压偏高，夏季血压偏低。一天之内，血压也不是恒定不变的。例如，早晨起床后血压迅速上升，在8:00～9:00 达第一峰值；白天基本处于相对较高水平，17:00～18:00 出现第二峰值。从18:00 起血压逐渐下降，夜间处于相对较低水平。这就是血压两峰一谷的昼夜节律。这些规律也会因人而异，所以家中自测血压可以了解自己的血压规律。

除了以上两种生理性的血压变化以外，人体血压还受很多因素的影响，如运动、饮酒、吸烟、情绪激动等。老年人的血压变化还与体位有关，在体位变化如卧位变为立位时，高压下降可大于30毫米汞柱，低压可下降大于15毫米汞柱，同时可出现低血压相关的症状，这种现象被称为体位性低血压。性格敏感的女性，受情绪大起大落的影响，血压也会出现大幅波动。

绝大多数血压的波动都属于正常现象，应理性对待。

* 哪些食物有助于控制高血压

多种食物对于降压有益。首先低盐饮食最重要，每天盐摄入量不超过6克。

另外，以下食物对控制高血压有好处：

一是含钾的食品。高血压病人每天给予高钾饮食，可平均降压3%～10%。当高血压患者在开始限钠饮食时，再注意补充适量钾的摄入，降压效果会更为明显。

以下食物含钾较多：①新鲜蔬菜：菠菜、苋菜、雪里红、油菜、竹笋、韭菜、蒜薹、茭白、瓜、茄子、青椒等。②新鲜水果：苹果、橘子、香蕉、葡萄等。

③豆类：黄豆、毛豆、豌豆等。④菌类：蘑菇、木耳、香菇等。⑤海物：紫菜、海带。⑥块茎类：土豆、山药等。⑦肉类：瘦牛肉、鱼、贝类等。另外，可以用钾盐代替钠盐。

二是水果。高血压患者每天应摄入水果200克以上，并且最好每天吃三种以上品种的水果，可以选择猕猴桃、山楂、苹果、葡萄、李子、桃、香蕉、梨、西瓜、橙子。

三是含镁的食品。镁是一种催化剂，可活化各种酶类，并能抑制神经的兴奋性、调节钙含量。许多观察表明，饮食中缺少镁的人血压易偏高，对轻、中度高血压者补充镁能使血压下降。富镁食品有香菇、杏仁、花生、核桃仁、鱼、肉、紫菜、干果、绿叶蔬菜等。

四是鱼类等海产品。海产品如鱼、虾、蟹等。这些水产品可以带来更多的不饱和脂肪酸和钙、镁、锌等矿物质，这对于血压的调整非常有帮助。

还要注意补充优质蛋白，各种动物的瘦肉、蛋类、奶类及黄豆是很好的蛋白质来源。在主食的选择上多选用土豆、老玉米、南瓜、糙米等粗粮。

第十六章

给脑卒中打个"预防针"

讲解人：霍勇、李建平

霍　勇　北京大学第一医院心血管内科主任、心脏中心主任、
　　　　主任医师

李建平　北京大学第一医院心血管内科副主任、主任医师

＊什么是 H 型高血压？

＊为何 H 型高血压患者更容易患脑卒中？

＊H 型高血压患者如何预防脑卒中？

　　高血压对人体的危害很大，它不仅会导致冠心病，影响肾脏，而且还会带来一种毁灭性的危害，那就是脑卒中。脑卒中有极高的致残率和病死率，那可不可以预防脑卒中的发生？北京大学第一医院心血管内科主任、心脏中心主任、主任医师霍勇与心血管内科副主任、主任医师李建平为您解答。

＊高血压是脑卒中的危险因素

　　60 岁的老王患高血压已有 15 年的时间，虽然是一名高血压患者，可老王却并未拿自己当高血压患者看待，每天依旧是该吃吃该喝喝，从不忌口，只有在病情发作时才吃药。这血压自然也是时好时坏。最高曾达到 170/120 毫米汞柱。不久前，老王在家突然晕倒，被紧急送往医院后经过一系列检查，他是患上了缺血性脑卒中。

从老王的病史中能够看出，他实际上是长时间高血压的积累造成了脑卒中。脑卒中有两种类型，一种类型是由于血压高导致的。就像吹气球一样，压力逐渐增高以后气球就会爆，即通常老百姓说的血管崩了。这种由高血压导致的血管壁的变化，最终血管破裂，叫出血性脑卒中。但是老王患的是另外一种缺血性的脑卒中。血管逐渐变化，时间久了产生狭窄，狭窄以后造成血管血流不畅，这是缺血性脑卒中的原因。现在，缺血性脑卒中发病率越来越高，就是因为血管狭窄、动脉粥样硬化的情况越来越严重。所以，从这个角度来说，无论缺血性的脑卒中还是出血性的脑卒中，都和高血压有着非常紧密的关系，所以高血压是脑卒中的危险因素。

*H 型高血压的定义与测定

于女士今年 69 岁，从事老年干部医疗保健工作 40 多年。40 多年来她一直和自己的命运抗争，因为她生活在一个有高血压家族史的环境中，自己有 30 多年的高血压病史，她的 9 个兄弟姐妹都患高血压，自己的母亲和哥哥分别因为高血压和高血压心脏病去世了，所以她决定改变自己的命运，她一定要寻找一种治疗高血压的方法。一个偶然的机会她读了霍勇医生写的文章，文章提到，如果高血压患者血液当中某一种物质含量升高，那么患脑卒中的风险是其他人的 2 ～ 4 倍，自己会不会存在这种危险呢？这种物质究竟是什么呢？

高血压有明显的遗传倾向，父母患有高血压，子女就容易患高血压，像于女士这种情况的高血压确实有遗传倾向。同时，高血压也常伴有其他的危险因素，如血浆里面的同型半胱氨酸升高。同型半胱氨酸是一个坏东西，它是在血中代谢过程的一个中间产物，血浆里边只要它的水平高，就容易产生动脉硬化，就容易产生血管堵塞。在高血压的患者中，75%都是合并高同型半胱氨酸血症。同型半胱氨酸英文名词的第一个字母是H，所以叫它"H型高血压"。H型高血压就是伴有血浆同型半胱氨酸升高的特殊类型的高血压。

*高同型半胱氨酸与高血压"1+1 > 2"，增加脑卒中风险

同型半胱氨酸不仅仅在婴儿发育的时候能够引起神经管畸形，重要的是，在后天，也就是说成年以后，同型半胱氨酸可以导致血管的改变，可以引起心肌梗死和脑卒中，尤其是能够引起脑卒中。也就是说，同型半胱氨酸一旦升高，就可能导致脑卒中的发生风险增高。

中国人普遍同型半胱氨酸高。尤其在高血压患者中，同型半胱氨酸高的比例更大，所以从这个角度来说，一旦高血压和高同型半胱氨酸合并存在，这两种因素合在一起，加大了高血压引发脑卒中的概率。

通过血的检测，能够测出同型半胱氨酸的浓度，血浆里同型半胱氨酸的水平通常情况下是很低的，只有几个微摩尔每升，但是超过10就算高了。最主要的不同在于：它和单纯的高血压相比，发生脑卒中的风险可能更高，换句话说，高血压加上高同型半胱氨酸血症，两者的相互促进共同增加脑卒中的风险。所以从这个角度来说，它是"1+1 > 2"的结果。脑卒中的防治，除了要控制高

高血压、高同型半胱氨酸以及亚甲基四氢叶酸还原酶基因突变，是导致中国脑卒中发生的三个最主要因素。

血压以外，更要积极地控制 H 型高血压。

* H 型高血压患者如何预防脑卒中

1. 补充叶酸

在同型半胱氨酸代谢的过程中间，叶酸是重要的参与物质。所以只要补充叶酸，同型半胱氨酸就可以降低。除了叶酸缺乏以外，遗传因素也是导致血浆同型半胱氨酸升高的重要原因之一，体内有一种参与同型半胱氨酸代谢的关键酶，叫亚甲基四氢叶酸还原酶，负责编码这个酶的基因发生突变，导致这种酶的作用下降，因此同型半胱氨酸的代谢发生障碍，最终表现为同型半胱氨酸的升高。这种基因突变的情况尤其在中国比较多见，在全世界处于较高水平。这种基因型我们现在可以测定，方法也很简单。数据显示，高血压患者中有 1/4 是这种基因型，就是容易导致同型半胱氨酸升高的类型，这种基因型的人肯定要终身补充叶酸。除此以外，在中国普遍的饮食情况下，尤其是叶酸摄入不足的情况下，建议终身补充叶酸，这对于高血压尤其是 H 型高血压患者还是有好处的。

但是问题是，通过饮食补充叶酸在中国有一个特殊的问题，即中国居民普遍来说绿叶菜吃得少，另外即使吃绿叶菜也是炒了或者煮了再吃，所以，如果补充叶酸，仅仅强调吃绿叶菜很难补充，尤其是合并基因突变的 H 型高血压患者，这些人代谢本身就有问题，对于这些患者，最好是在降压药里面加上叶酸，因为一方面降压药可以治疗高血压，另一方面这些患者中一大半，也即 75% 都是 H 型高血压，针对这些患者，降压的同时补充叶酸，恰恰符合中国的国情。所以，从这个角度来说，比起所有食物中加叶酸，降压药物中添加叶酸可能更可行一些。叶酸用药补充的话每天也不需要很大的量，一般来说 1 毫克以下就够了，治疗 H 型高血压的药物中就采用了 0.8 毫克叶酸的剂量。

2. 减少钠的摄入并注意坚持运动

从饮食角度来讲，高血压患者除了减少高钠盐的摄入，还要注意补充钾和钙。高钠、低钾和低钙对高血压患者不利，钾元素和钙元素低也会引起血压高。食物中特别是香蕉、橘子和蔬菜钾含量比较多，高钙食物包括牛奶、瘦肉、动物蛋白中含量比较高。

在高血压患者生活方式的调整中，运动是非常重要的一部分，要强调有氧运动，主要是缓慢、持续的耐力性运动，像一般的散步或者游泳，都是比较好的运动。对于高血压患者来说，如果能够很好地坚持运动，常常会使血压降到正常或者被控制在一个比较平稳的水平。所以，对此类患者一般有一个运动量的建议，即每天 30 分钟、每周最少 5 天。

第十七章

夏季控压有妙方

讲解人：杨新春
首都医科大学附属北京朝阳医院理事、心脏中心主任、主任医师

* 血压会随季节而波动吗？

* 怎样测量血压是正确的？

* 低血压是怎么造成的？

夏季血压偏低，高血压患者是否需要调药？平均每10 个高血压患者，就有 7 个是 H 型高血压，它背后究竟暗藏何种致命隐患？首都医科大学附属北京朝阳医院理事、心脏中心主任、主任医师杨新春为您详细讲解。

* 血压随季节波动

每当到了夏天的时候，高血压患者都会有所体会，血压会发生变化，冬天的时候血压比较高，夏天的时候血压正常。这是因为夏季气温高，全身的血管处于扩张的状态，尤其是皮肤的血管处在扩张的状态，就使大量的血流流入浅表的皮肤，皮肤的血流量可以增加 3 ～ 5 倍，达到通过体表散热的目的。这样，周围血管处于一种舒张的状态，外部的阻力相对下降，血压自然和冬天相比适当降低一些。另外，夏天容易出汗，相对来说体内血容量会减少一些，影响到心脏排出的血流也会有变化，这也会导致血压略微低一些。所以夏天血压是适当降低的。

高血压患者想要在夏季调药或停药，最终还是要看血

压的情况。如果没有减药，血压在过去控制得挺好，夏天也控制在理想的范围之内，不减药也没有错误。减了一半的药，如果血压也控制在正常范围之内，也是可以接受的。

对一般人来说，血压控制在 140/90 毫米汞柱以下是可以的。如果合并有糖尿病的高血压患者，或者合并有冠心病的高血压患者，或者合并肾功能不好的高血压患者，血压应该控制在 130/80 毫米汞柱的水平，这种患者血压升高，血管的损伤就会更明显，所以血压需要控制得更加严格。但是，如果没有以上提到的合并症，年龄特别高的老人，血压标准可以适当放宽一些，可以放宽在 150/90 毫米汞柱以内这个范围。

夏季有些患者血压会恢复正常，可以根据医生的建议来减少药物的服用。

* 高血压患者夏季控压三注意

第一，营养均衡摄入。多吃蔬菜，对身体会有更多的好处，但是人体的营养应该是均衡的，包括蛋白质、脂肪类食物，也包括蔬菜、淀粉类的食物，五谷杂粮其实都应该吃，只不过要把比例控制住。因为现在生活条件改善了，肉、脂肪类食物占的比例在增加，蔬菜和主食类食物占的比例在减少，所以现在提倡恢复原本的比例，增加主食和蔬菜类食物，减少蛋白质和脂肪类食物，而并不是说不吃蛋白质和脂肪类食物。

第二，注意环境的冷热变化。对高血压患者来说，热、冷之间的变化可以直接影响血管的舒张、收缩。夏季房间里可以开空调，但是空调不要太凉，因为太凉了内外的环境相差太大，从家中到外面，温度发生明显变化的时候，会使得全身血管收缩，这样可能会增加血压的波动，增加心脏的负担。国际上要求室内温度不低于 28℃，但对一般家庭来说，28℃凉意不明显，专家建议室内保持在 25℃以上即可。

第三，饮食莫贪凉。夏天回到房间里愿意吃凉的，降降体温，但是过凉的东西对胃肠道血管有刺激、收缩作用，如果过分凉的话对全身的血管有一定的反射作用，会引起阻力增加，突然过凉的刺激对身体也是不好的，可以吃点凉东西，但是不要吃特别凉的。

*H 型高血压不容忽视

高血压一般分为原发性高血压、继发性高血压。原发性高血压又有各种各样的叫法，比如有的还分为舒张性高血压、收缩性高血压、H 型高血压。H 型高血压的患者合并有同型半胱氨酸升高，同型半胱氨酸是血液中的一种物质。近些年医生对 H 型高血压比较重视，因为在中国，高血压有一个特点：中国是脑卒中大国，中国人得了高血压，脑卒中的发生率非常高；而在国外得了高血压，容易发生心肌梗死，往冠心病方面发展。所以，在我国，高血压和脑卒中发生是非常密切的，这与同型半胱氨酸高有一定关系。

要想知道是不是 H 型高血压，检测血液中的同型半胱氨酸就可以了。如果同型半胱氨酸水平超过 10 微摩尔每升的话，就属于同型半胱氨酸血症，属于 H 型高血压。

对于 H 型高血压患者的治疗方法同样是降压，因为这种患者容易发生脑卒中，肯定对血压的控制要更加严格一些。补充叶酸可以降低同型半胱氨酸。一般贫血的人需要补充叶酸，往往是 5 毫克左右，但对高血压的患者，如果同型半胱氨酸高，补充叶酸一般 0.8～1 毫克就够了。现在有一些降压药里面本身就含有叶酸，变成一个复合型的药物，和降压药合在一起，叶酸的含量比较少一些，专门针对 H 型高血压的治疗。

夏季控压要注意三点：营养均衡摄入、注意环境的冷热变化、饮食莫贪凉。

第十八章

决堤的"压力"

讲解人：孙宁玲

北京大学人民医院心脏中心副主任、高血压病房主任、主任医师

＊流鼻血与高血压有何关联？

＊季节变化如何影响血压高低？

＊秋冬季节，高血压患者何时出门锻炼最安全？

随着季节交替，血压产生波动，秋冬交替以及冬季，高血压的危害更加严重。那高血压患者究竟如何安稳度过秋冬？北京大学人民医院心脏中心副主任、高血压病房主任、主任医师孙宁玲为您答疑解惑。

＊鼻血不止的原因

1990年10月15日北京的秋意正浓，47岁的葛女士正在厨房忙活着，突然她闻到一阵腥味，鼻血从她的右侧鼻孔汹涌喷出，她试图用手纸将鼻血止住，可是却无济于事，刚刚塞在鼻孔的手纸瞬间就被染成了鲜红色。感到情况不妙，估计再止不住血恐怕会有生命危险，于是她赶紧来到医院，一路上她的鼻血也没有止住，一股股的鲜血继续从鼻子里流出。经过紧急救治，医生最终将她的鼻腔血管电凝后才得以止住鼻血。那么是什么原因让她出现这种鼻血不止的情况呢？

专家提示

　　一般来说，医生对于流鼻血要进行鉴别，因为流鼻血是常见的一个现象，不是说一流鼻血都是高血压。首先医生要给病人做一个血常规，因为有些白血病的人流鼻血也是流血不止的，所以要排除一些血液系统疾病。还有一些人是属于在干燥的时候燥热，吃了很多补品，也会流鼻血。但高血压导致的鼻血往往压力越高的时候，止住越困难，血液病以及高血压导致的流鼻血，必须要用耳鼻喉科的一些设备来止血。一般流鼻血都在血压比较高的时候，大多数见于中老年人。因为中老年人的动脉硬化比较严重，所以动脉壁的结构就会发生一些问题，因此当血压高的时候，就可能会使薄的地方发生破裂。有一些人的鼻子，由于血管结构的问题，容易出血。一般来说，当流鼻血不止，有高血压病史的人，要充分考虑这种流血跟高血压有关。高血压患者有50%以上是没有症状的，患者根本就不知道自己血压很高，很容易出现突然的中风；有的患者有症状，吃了药症状消失，就停药，这种吃吃停停最终会导致动脉的斑块的形成、心肌的肥厚，心脏、血管的损失一定比持续吃药的人要大得多。其实流鼻血还是幸运的，因为它分流了压力，但是也反映出来，血压高的程度已经很高了，风险是很大的。

* 情绪与季节影响血压

　　高血压跟情绪因素非常相关。老年人的动脉僵硬、弹性差，如果稍微有点焦虑、紧张，血压就会波动、上升，这是老年人最常见的，特别是晨峰现象，在早晨起床血压容易高。对高血压患者来说，要备一些急救药，如果您血压比较高，而且跟紧张有关，加一点镇定药和快速的降压药，就可以在原来的基础上使血压稳定一些。如吃一片快速的安定，吃了以后会镇定一些，焦虑情绪就能下来一点；加一片卡托普利，血压就会低一点。在原来用药的基础上再加一些药，让血压控制住，所以自己要备一些药在身边预防。

除情绪影响血压以外，血压有季节变化。冬天天冷了以后，血管会收缩，而且在冬天容易吃咸多一点，喝汤多一点，这时候血压都会高。所以，患者有夏天血压低，冬天血压高的趋势。冬天外面冷，屋里热，在温度变化的过程中，患者会出现血压问题。所以医生建议，到了冬天，一般夏天如果吃半量的药，冬天要吃常规量。外出时要注意保暖，到了热的环境，要把大衣脱下来，保持一个恒温的状态，这时血管的压力就会小，血压波动就会少。

> 高血压与情绪和季节变化有关，情绪波动大容易造成患者出血，而夏天的血压低，冬天的血压高，冬天外出要注意保暖，保持身体恒温，有利于血压控制。

＊ 遗传性高血压

葛女士的母亲也是一位高血压患者，也曾经是在年轻时就被确诊为高血压。1968 年，28 岁的葛女士被查出患有高血压，那时的她工作很上进，夜里经常加班准备材料、写稿子，她就像上了弦的发条，日复一日地忙碌着，一年到头仅仅休息 7 天，紧张的工作状态让她时常备感压力。如今回想起年轻时的经历，她时常告诫年轻人工作要张弛有度，不要像她一样拼命工作，忽视了身体的健康。

专家提示

高血压是有遗传的。在 20 世纪 70 年代初的时候，日本学者将一些有高血压的鼠进行了遗传交配，由遗传交配的鼠生下的小鼠，100% 有高血压，证实了高血压有遗传。遗传分两种，一种是父母都有高血压，那么遗传程度就会高，如果父母一方有，遗传就相对弱。所以对父母都有高血压的人，是遗传因素在环境的基础上被激发，比如说生活方式不良，吃得很多、很胖，这些人就会提前发病。还有在高度紧张的时候，人体内会分泌一种物质叫儿茶酚胺，这是一种使血管收缩的物质，会导致血压的上升。

* 高血压患者运动时的注意事项

葛女士每天早晨和晚上都要进行步行锻炼，围着家附近的北京南站走上两圈，走一圈用时 40 多分钟，一天要走一个半小时左右。身高 161 厘米的她，体重控制在 55 千克，服用降压药的同时，她通过运动的方式将血压控制在正常的范围内，收获健康。

专家提示

运动是非常重要的。如果每天能走上 5000 步的话，是一个比较健康的运动习惯，只要关节是好的，可以尽量多走，最好达到一万步。医生建议平路快走，走到微出汗就可以了。但是要注意，不提倡晨起就去运动，因为晨起的时候有几个问题：第一，从睡眠到起床的过程中，心率从慢到快，血压从低到高，晨峰现象容易出现，这时候容易血压高。第二，在清晨的时候，患者的血小板黏稠度比较高，交感神经兴奋性增高，都会引起血管收缩，很容易出现心肌梗死。所以，希望患者吃完早饭以后，在家里待一段时间。6:00 ~ 10:00 是晨峰时间，10:00 点以后出去运动更安全。

对老年高血压患者运动的建议：平面走路，注意运动的时间，避免运动过度损伤关节；不提倡晨起锻炼，容易出现血压高，甚至心肌梗死，10:00 以后外出活动更安全。

第十九章

三套"马车"赶走高血压

讲解人：孙宁玲

北京大学人民医院心脏中心副主任、高血压病房主任、主任医师

* 控制高血压的三套"马车"是什么？

* 什么样的高血压可以通过调整生活方式改善？

* 高血压患者怎样做才算是合理用药？

都说高血压没什么，就是吃降压药，也不怎么可怕，其实不然，高血压可能会导致严重后果。那有没有办法可以有效地控制高血压呢？通过三套"马车"的有效控制，病情能够逆转吗？日常用的降压药究竟是否有副作用？北京大学人民医院心脏中心副主任、高血压病房主任、主任医师孙宁玲为您独家揭秘。

* 中危高血压能通过调整生活方式改善

王先生是公司的业务经理，经常陪客户吃饭、喝酒，为了完成业务指标，常常是心急火燎。刚过 40 岁，一累了就会觉得心慌，数数脉搏，每分钟 80 多次。在一次单位体检时，他的血压值竟然达到了 142/92 毫米汞柱，但是血糖和血脂还属于正常范围。

专家提示

因为王先生的工作性质高度紧张、社交广泛，因此产生了不良的生活方式，经常大吃大喝、运动少、压力大，

这三种不良的生活方式加在一起就会导致血压增高。但是在早期，他的血压不会特别高，这种情况在年轻人中非常多见，所以这些人首先要改善不良的生活方式，这是控制高血压的第一套"马车"。血压持续增高，合并其他并发症，比如有冠心病、脑卒中、肾功能不全、糖尿病、吸烟、饮酒，这些患者为高危组。像王先生，首先他有吸烟、饮酒的现象，已经有了一个危险因素，其次他有血压增高的现象，但是还没有合并疾病，所以他是一个中危的高血压患者，而中危高血压是可以通过生活方式调整改善的，如果他可以使体重下降，可以不吸烟，同时能够减轻紧张的程度，他的血压就可能恢复正常。相对于高危组与中危组来说，低危组的年龄在 30～45 岁，就是单纯的血压变化。但是产生血压变化还有一个因素就是遗传因素。所以，如果父母、兄弟姐妹有高血压，患高血压的概率就非常高。如果生活方式干预得比较好，高血压的发生可能会延后，但是如果不注意，有肥胖、吸烟情况，还有血脂增高，高血压发生就会提前到 30 岁。所以生活方式是第一套"马车"，对于低危、中危的病人极为重要。

* 科学获取控制高血压的相关知识

健康教育实际上就是要让高血压患者了解防范知识、预防知识、检查知识。对于一个有高血压低危到中危的患者，要确定是不是存在危险因素、是否应该去检查。首先，要做生化检查，看血糖、血脂、肾功能好不好。其次，一定要做血的电解质检查，看有没有血钾的增高和降低，因为血钾的降低是鉴别继发性高血压的一个简单的方法。最后，做颈动脉超声，检查有没有增厚和斑块。

防治高血压的第一套"马车"就是调整生活方式，具体来讲就是调整心情、戒烟限酒、适量运动、降低压力、合理饮食。中、低危组的高血压患者甚至可以通过调整生活方式来改善病情。

防治高血压的第二套"马车"就是积累相关的健康教育知识，关注健康体检，从而早期控制病情，并且及早发现体内病变。

如果有增厚和斑块说明已经有了血管的损伤，这种状态下就不是低危和中危了，而是高危了。当有症状的时候，应该做心电图和超声心动图来看有没有心肌肥厚、有没有心肌缺血，防止出现更严重的心脏病变。

* 高血压患者要合理用药

36岁的马先生半年前就被查出患有高血压，当时医生给他开了一些降压药，但他一直没有服用过。马先生患了高血压不敢吃药，认为"是药三分毒"，而且他听说高血压患者一旦吃上药就要终身服药。那么，马先生的这些担心真的有必要吗？

专家提示

并不是所有的高血压患者都是终身服药，只有高危的患者才需要终身用药。高危就是既有高血压又有器官损害，如有颈动脉斑、主动脉斑块、肾动脉斑块，这种斑块如果进一步发展就会导致中风，这种患者就要长期吃药。如果已经有冠心病，不去吃药，冠心病会威胁到生命，所以长期吃药是正确的。

降血压药的副作用发生率很低，在开始服药的时候，患者有没有不良反应，早期就能看到。比如吃了ACEI这类药物以后咳嗽，咳嗽就是不良反应，一停药咳嗽就消失，这样就要换另外一种药物，不会导致肾脏、肝脏的损伤。而如果血压不控制，心、脑、肾就会出问题。这种风险要远远大于药物产生的副作用。所以应该评估风险，哪个为主，哪个为辅。但是对于低危、中危的患者是可以不终身服药的，可以间断性地服药，周期性地服药，逐渐地减量甚至停药，所以并不是高血压病人一吃上药就永远服药。

对于高血压的高危组患者来讲，需要长期服用降压药来控制病情。但是对于低、中危组的高血压患者来讲可以根据病情间断性服降压药。

* 选择降压药有学问

40岁的程女士看起来很年轻，但是至今她已有8年的高血压病史，患病以来通过服用降压药，她的血压控制得还不错，可是就在最近的这一年时间里，她发现通过服用降压药已经不能够控制她的血压了。她百思不得其解，难道降压药也会失效吗？

专家提示

有些年轻人心率快，医生会用受体阻滞剂来治疗，60岁以上的老年人往往是血容量负荷增加，味觉减弱，盐吃得多，这时候血容量增加，所以老年人可能服用钙离子拮抗剂或者利尿剂更好。但是，如果合并疾病之后，用一种药是不能控制高血压的，需要联合治疗，而联合治疗的时候医生会选择不同机制的药物联合，降低了不良反应，同时有效降压。

另外，高血压也跟季节有关，如11～12月是血压增高的季节，而到了夏天，由于血管扩张，出汗多，有些人吃的东西也容易造成腹泻，这时候血容量低，血压就会下降。夏季血压低，冬季血压高，血压肯定是有季节变因。所以有的时候吃药是可以通过季节的改变来调整的，但是应该在医生指导下来加药或减药，不要突然停药，有些药停药后会反跳，出现一过性的特殊变化，也是很危险的。

防治高血压的第三套"马车"就是合理的药物治疗，对于中老年高血压患者来讲，血压值控制在140/90毫米汞柱以下就属于降压达标。降压药一定要由医生根据患者病情来进行选择，高血压患者不能擅自服用未经医生开具的降压药，也不能擅自加量或减量，另外降压药需要根据季节遵医嘱进行调整。

第二十章

高压之下莫逞强　高脂之下无勇夫

讲解人：胡荣

首都医科大学附属北京安贞医院体检中心主任、心脏内科中心主任医师

* 导致心衰的元凶是谁？
* 对高血压和高血脂您了解多少？

　　高血压、高血脂都是我国的高发病，而且血脂血压控制不好的话，会引发诸如心肌梗死、脑梗等一系列的疾病，对健康造成很大威胁。那么，患上高血压和高血脂之后，我们该怎样治疗呢？首都医科大学附属北京安贞医院体检中心主任、心脏内科中心主任医师胡荣为您解答。

* 心衰的症状

　　梁女士经常出现胸闷、喘不上气、头晕、恶心等症状，而且就连晚上睡觉都得坐着睡。去医院检查发现，她的心脏居然比正常人大出了一半，而且心率特别快，心脏的射血分数也仅有 34%，种种的迹象表明梁女士已经到了心衰的境地。那么心衰都有哪些具体表现呢？

专家提示

　　心衰是心脏病非常严重的阶段。如果您稍微一走路、一活动就感觉心慌、气短或者平躺感觉呼吸喘憋，那就要警惕是不是心衰的缘故。此外，心衰还会出现吃东西

胀肚子的症状。心衰发展需要一段时间，出现症状应该及时检查，以免造成不可挽回的后果。

* 解读体检报告中的心衰信号

梁女士的心衰是通过做心脏的超声检查才确诊的，那么超声心动里的什么指标代表心衰的发生呢？

在心脏超声报告里面，对于心衰我们比较关注的是两个数值。一个是心脏左心室的舒末内径，就是左心室舒张到最大的时候它内径的大小，正常情况下应该是小于50的。第二个要观察的数值就是射血分数，正常人应该在五六十以上，大多数人都能到60以上。这种射血分数越低，代表心脏向外周输血的能力越差，这也是心衰的表现。大多数心衰患者会出现射血分数明显减低的情况，但是在心衰早期有一部分患者射血分数可能表现为正常。

* 心衰是怎样导致的

2005年的一天，梁女士突然感到一阵剧烈的头疼，而且眼前也跟着天旋地转地发晕。一量血压，她的血压居然高到220/130毫米汞柱。那么心衰和高血压之间有必然联系吗？

专家提示

高血压是导致心衰的罪魁祸首，此外，患高血压不及时治疗还会损害我们的大脑、肾脏，造成脑出血和肾衰。所以中老年人应该经常做好血压的检查。

* 血压到底怎么量

（1）有的人测量左边和右边双上肢的血压是不一样的，这是为什么呢？如果一个人量双侧上肢的血压，可能数值不完全一样。一般来说，双上肢的血压差值在20毫米汞柱以内，这都是正常的。如果差值超过20毫米汞柱，我们就要考虑有没有其他的原因。比如大动脉炎、主动脉缩窄等情况，就有可能会引起双上肢的血压差异比较大。

（2）高压130毫米汞柱，低压90毫米汞柱，算不算是高血压？高血压的诊断标准是高压大于等于140毫米汞柱，低压大于等于90毫米汞柱。不管高压、低压，只要其中一项超标就属于高血压。低压超标的问题在年轻人中多见，千万不能只看高压，而忽略低压。

（3）高压达到130毫米汞柱，低压是65毫米汞柱，压差很大，这是怎么回事？中老年人中，常常会遇到脉压差大或高压特别高的情况。这就说明其动脉粥样硬化可能已经比较严重了，在控制血压的同时，也要积极治疗动脉硬化，警惕心肌梗死和脑梗的发生。

（4）血压140/90毫米汞柱，能不能先不吃药，通过调整饮食、加强运动来降压？血压处于140/90毫米汞柱的临界值时，要先评估有没有冠心病、糖尿病、吸烟、肥胖等危险因素，如果存在就需要吃降压药；如果不存在就可以先通过改善生活方式3～6个月的时间来降压，如果改善效果不好，那就必须吃降压药。

（5）高血压药物要吃上就得坚持吃一辈子，是不是能不吃就不吃？身患高血压，除了要改善生活方式、控制饮食、适当运动之外，最好要坚持服用降压药。这样才能有效地防止心衰、肾衰、脑出血等重大疾病的发生。

* 堵塞血管的元凶

现在很多人会发生心肌梗死、脑梗等疾病，究其根本就是心脏和大脑的血管被堵住了，那么到底是什么堵住了血管呢？

血脂过高会导致动脉粥样硬化，从而堵住我们的血管。但是它在发病初期几乎没有任何症状，一旦发病就是脑梗、心肌梗死、外周动脉闭塞等急危重病，造成的后果往往是非死即残。所以建议中老年人一定要检测好血脂水平。

* 血脂异常题

（1）您是否是 40 岁以上的男性或者是绝经期后的女性？

（2）您是否有冠心病、脑血管病、周围动脉硬化的病史？

（3）您有没有高血压、糖尿病？

（4）您是不是肥胖或者是有吸烟的习惯？

（5）您是不是有冠心病或者动脉粥样硬化的家族史，尤其是直系亲属当中有早发病，或者是因为此而去世的？

（6）您的内眼角上是不是有黄色瘤？

以上六点，只要存在其中一项就代表会有血脂异常的风险，应该定期去医院抽血检查。

* 教您学会看血脂检查报告单

（1）血脂检查有好几项指标，到底哪些指标代表血脂已经出现异常？血脂检查分为两大类，一类是甘油三酯，另一类是胆固醇。其中，胆固醇又包含总胆固醇、高密度脂蛋白胆固醇和低密度脂蛋白胆固醇。

（2）甘油三酯有点高，但胆固醇是正常的，这个时候算是高血脂吗？血脂检查中，不管是胆固醇还是甘油三酯，只要一项超标，就可以诊断高脂血症。饮食对甘油三酯的影响很大，暴饮暴食、过于油腻都会导致甘油三酯超标。

（3）高密度脂蛋白胆固醇和低密度脂蛋白胆固醇的区别是什么？胆固醇又分为高密度脂蛋白胆固醇和低密度脂蛋白胆固醇。高密度脂蛋白胆固醇会帮助清理血管中的甘固醇，是有益的；低密度脂蛋白胆固醇会造成动脉粥样硬化，堵塞血管。所以在正常范围内，高密度脂蛋白胆固醇越高越好，低密度脂蛋白胆固醇越低越好。要想提高高密度脂蛋白胆固醇，可以通过适当运动来达到。降低低密度脂蛋白胆固醇，能有效地延缓心肌梗死、脑梗等疾病的发生。正常人要把低密度脂蛋白胆固醇控制在 3.12 毫摩尔每升以下；患有高血压、糖尿病、冠心病的高危人群，则要控制在 2.59 毫摩尔每升以下；已经发生过心肌梗死、脑梗的极高危人群，要把低密度脂蛋白胆固醇控制在 2.07 毫摩尔每升以下。

（4）甘油三酯高就需要吃药吗？体检发现单纯的甘油三酯偏高，如果数值在 4 毫摩尔每升以内，在没有冠心病等危险因素的前提下，可以先通过适当运动和控制饮食来调理。如果数值超过 4 毫摩尔每升，那么就要及时服用药物来治疗了。

（5）很多糖尿病患者会有血脂问题，那么他们该如何控制血脂呢？糖尿病合并血脂异常的患者，属于高危人群，胆固醇的控制须更加严格。应及时地服用他汀类的降脂药，把低密度脂蛋白胆固醇的数值控制在 2.59 毫摩尔每升以下。

第二十一章

致命的"压力"

讲解人：汪芳
北京医院药物临床机构副主任、心内科副主任、主任医师

* 高血压与肾病有何关系？

* 老年高血压患者该怎样选择降压药？

身体频亮红灯，究竟是因为什么？为什么高血压会对她的身体造成如此大的伤害？老年高血压患者又该怎么选择降压药？北京医院药物临床机构副主任、心内科副主任、主任医师汪芳为您解答。

* 血压控制差 血管危害大

40多年前，年仅16岁的高女士，在上楼的时候，突然感到一阵头晕，当时正值炎炎夏日，她不禁怀疑自己是中暑或者上火了，于是回到家，她赶紧吃了点泻火的药。然而，头晕的情况却一直不见好转。一个星期后，高女士参加体检，她的血压高达140/110毫米汞柱，于是，医生诊断高女士患上了高血压。对于一个只有16岁的孩子来说，这只是她一次"特殊"的经历，高血压意味着什么，她不知道，而她更不知道的是，高血压将会给她的生活带来什么样的影响。

专家提示

年轻人患高血压，有很多是继发性高血压，如肾脏、血管的问题，或者是内分泌的紊乱，但还有一部分可能

家里既有遗传基因，同时加上各方面的影响，如吃得很咸等而导致的。因为高血压非常复杂，没有什么特别原因的情况下，诊断是原发性高血压，如果能找到肾脏的问题、肾动脉的狭窄问题等，叫继发性高血压。在年轻人里面继发性高血压多一些，年纪大出现的高血压，大多是原发性高血压，是血管逐渐硬化导致的，也可能是同时由各种因素共同作用的结果。

高血压多年控制不好对血管造成的影响，比自然发展的过程要远远超前了，动脉的病变也会非常严重，最终可能导致心肌梗死。高血压引起冠心病的发生，在我国是非常普遍的。目前，每年都有50万人死于冠心病引起的心律失常、猝死等。但除了冠心病以外，脑卒中跟高血压关系更加密切，在高血压的患者当中，还有50%合并糖尿病，25%有肾动脉硬化、肾小球功能降低。

高血压会引起各种疾病，对血管的危害特别大，所以一定要控制好血压。

* 高血压与肾脏有着密不可分的关系

就在高女士查出高血压之后一年，她就开始常常感到腰疼。后来，她的腰疼已经严重到不能工作，于是，她去做了检查，结果显示，她患上的是肾盂肾炎，需要赶紧治疗，否则情况随时都有可能加重，甚至出现肾脏功能衰竭。然而，当时的高女士没有多余的钱去看病，就这样一直拖到了2010年，高女士的肾病突然严重了起来，尿蛋白持续偏高，已经出现了肾衰的情况，如果不及时采取措施，毒素就不能及时排出体外，这样，随时都有可能威胁到她的生命。为了能尽快使高女士脱离这种险境，医生决定为她进行血液透析。

专家提示

高血压和肾脏病两者互为因果关系，患慢性肾病可以引起高血压，同时本身很多肾脏病是由高血压引起的。因为高血压会逐渐让肾血管内皮功能损伤，导致肾脏的供血受到影响，进而引发肾脏功能下降。同时，在高血压的过程中，分泌了血管紧张素，激素水平会更多地直接作用于肾脏，让肾脏反应非常强，也导致了肾脏的灌注，肾小球囊内压的降低，导致了弥漫性的肾小球硬化。硬化的肾小球，没有排出毒素、排出水的功能，最后肾脏全面不能应用的时候，就要寻找替代的肾。肾脏病本身也加剧了高血压，因为肾脏是内分泌器官，它可以分泌一些激素，调节体内的血压水平，由于肾脏功能不存在了，它也会使血压更高、更难控制，所以它们互为因果、相辅相成，形成一个恶性循环。

* 用药对肾脏造成的伤害

2000 年，高女士退休回到了家中，不再忙碌的她开始关注自己的健康问题，特地买了降压效果好的药物服用，这一吃就是七八年，血压控制得比较稳定，这让她感到非常得意。可是，高女士怎么也没想到，就是这看似简单的降压药却让她陷入了健康危机。

专家提示

因为降压零号里面有噻嗪类利尿剂，这一类药物在肾功能重度损伤的时候服用会加重肾脏的损害，所以肾功能损伤患者的用药要格外谨慎。高血压患者要高度重视血压造成的危害，一定要定期检查，看有没有一些不能用药的情况。医生会对患者的心脏、肾脏、脑血管，还有全身的电解质、血脂的状态，全面评估后去考虑选择一个既有降压作用也有保护器官作用的药物。

在肾功能重度损伤的时候不可以使用噻嗪类利尿剂；在使用的时候一定要检查能不能用这种药。

第二十二章

保护血管的生活处方

讲解人：许俊堂

北京大学人民医院心内科主任医师

* 为什么低血压比高血压更危险？

* 糖尿病和高血压之间有何关系？

* 保护血管的生活处方有哪些？

每逢季节变化时，气温昼夜差距大，往往在这样的天气里，很多中老年人都会出现血压忽高忽低的情况。那么到底是什么原因导致血压高低难调呢？季节交替又有哪些注意事项呢？北京大学人民医院心内科主任医师许俊堂为您解答。

* 头晕和血压高低密切相关

65岁的陈女士经常出现头晕的情况。一天早上，陈女士因为要赶早市，起床有点着急，就感觉眼前发晕，一下子倒在了床上。躺了好一阵子，头晕才消失。这种头晕的情况困扰了她10年之久，隔三岔五就得来上一回。这头晕到底是什么原因导致的呢？

专家提示

陈女士着急起床时发生的头晕，是属于体位性低血压导致的头晕。很多人都会出现这种情况，上了年纪的人更容易发生。因为年纪大了，自身调节血压的能力退化，当体位发生较大变化时，就容易导致短暂的脑部缺血，从而引发头晕。此外，专家还强调，血压过高或过低都可能引发头晕。血压过低比高血压更可怕，因为低血压会造成很多重要脏器（脑、心脏、肾）的供血出现问题，器官缺血会造成非常严重的后果，有时会导致死亡。临床上，高血压患者更容易出现低血压的情况，因为高血压患者调节血压的能力下降，所以在体位突然改变的时候，就容易发生低血压。

* 如何预防低血压

（1）预防低血压，生活起居动作别太急。日常生活中，如果我们处于蹲位、卧位即将起身的时候，一定要注意速度，千万不要动作太急。另外，洗热水澡的时间也不宜过长。

（2）预防低血压，慎重选择降压药。高血压患者在选降压药时，也要避免选择容易导致体位性低血压的药。临床上服用利尿剂的患者如果大量出汗，就可能出现低血压。还有一些患者服用前列腺增生的药物也会导致低血压。

预防低血压，生活起居动作别太急，慎重选择降压药。

* 糖尿病可能是血压忽高忽低的元凶

陈女士的血压总是忽高忽低，她发现了一个规律，只要自己连续吃上几天的降压药，就会犯头晕。这到底是怎么回事呢？其实陈女士身上还有另外一种疾病，就是糖尿病，那么糖尿病和高血压之间存在联系吗？

专家提示

很多糖尿病患者会出现糖尿病自主神经病变，这是一种器质性病变。在早期，它的损害可能不是很严重，但是它足以引起血压的波动。因为血压的调节有三种，神经调节、体液调节和自身调节。糖尿病时间长了，就会损伤血压的神经调节。导致血压变化不能及时有效。糖尿病自主神经病变在糖尿病患者中的发生率非常高，占 1/3 左右，所以糖尿病患者更应该注意血压的控制。此外，安静时心动过速、心动过缓、没法承受稍强一点的体力活动以及低血压，都有可能是自主神经病变的表现。即便是一般人，自主神经调节能力也有好坏之分。自主神经调节能力差，除了会出现蹲下起身头晕的情况，还会存在对温度的适应能力差和汗液调节能力差等问题。因此建议大家可以每天通过适量的运动来改善自主神经调节的能力。

* 糖尿病患者如何控制血压

原来陈女士血压不稳的罪魁祸首是糖尿病自主神经病变，这也使她陷入了两难的境地。之前她是因为血压升高，才会导致头晕。可是现在，吃上降压药之后，血压降低了，同样也会头晕。这样一来，吃不吃降压药都解决不了这头晕的问题，这可怎么办呢？这血压到底是降，还是不降呢？

专家提示

糖尿病患者除了要控制好血糖之外，还要按照要求控制血压。糖尿病患者的很多获益来自于控制好血压和血脂。所有的糖尿病患者都应该把他的血压控制在 130/80 毫米汞柱以下。糖尿病患者控制血压，首先要选择的就是血管紧张素转换酶抑制剂（简称 ACEI）、血管紧张素 II 受体拮抗剂（简称 ARB）类的药物，这两类药物要选其中一类。因为这两类药物能改善糖尿病患者的代谢状况，保护糖尿病患者的肾脏，降低尿蛋白，减少肾脏损害。如果此时血压还降不下来，次选药物是利尿剂、钙拮抗剂等。需要注意的是，糖尿病患者在选择药物的时候，尽量选长效的药，一天服一次，服一次效果能维持 24 小时，不至于出现凌晨或清晨时段血压升高的情况。但是对一些血压波动大的患者，在长效药的基础上，有的时候还要选用一个短效的药，甚至改变用药的时间。如果患者是在凌晨出现高血压的话，需要在睡前服用一片降压药。就是为了保证降压药吃下去，正好在血压高的时间点上发挥作用。

* "二胡"综合征

胡先生有一个理想，那就是吃遍天下美食，可最近他没有多少食欲。因为他刚刚拿到自己的体检报告，一看到血脂、血糖等几项指数都超标了，就开始担心起来。茶不思饭不想，精神一度到了崩溃的地步。

专家提示

像胡先生这样的情况就完全符合"二胡"综合征的特点。所谓"二胡"综合征就是胡吃海塞和胡思乱想。作为现代人，生活方式的改变、生活节奏的加快和竞争压力越来越大，这都是非常普遍的现象，所以良好的生活方式至关重要。单纯的生活方式干预，可以使女性脑卒中的比例下降 55%，男性冠心病的风险减少 27%。生活方式干预主要体现在对血脂、血压、血糖的控制上。其中，血脂里面的低密度脂蛋白胆固醇每降低 1 毫摩尔每升，冠心病发生的风险就下降 20%，脑卒中发生的风险下降 20%。糖化血红蛋白是我们评价糖尿病患者血糖控制的一个指标，这个指标每下降 1% 的话，心肌梗死的概率会

胡吃海塞和胡思乱想造成了现代人的"二胡"综合征。

115

下降 14%，脑卒中的概率会下降 12%。

＊保护血管的生活处方

生活方式干预对于心脑血管的保护是显而易见的。那么我们该采取怎样的生活方式来保护血管呢？专家强调，要控制总量，调整结构。健康饮食，需要控制好食物的摄入总量，吃饭 8 分饱即可；如果说很难抑制食欲的时候，就先喝汤后吃饭，或者先吃一些低热量的蔬菜、玉米、红薯，高热量食物浅尝辄止。最重要两点，不加餐，不吃零食。此外要调整结构，增加水果、蔬菜在摄入总量中的比例，做到少糖、少盐、少油腻。

＊睡眠很关键

贾先生是一名高血压患者，他一直坚持服药，但血压还是很难控制。于是他去医院做了进一步的检查，检查结果是他患有睡眠呼吸系统暂停综合征。原来他血压一直降不下来的原因是他睡眠出了问题。

专家提示

现代人睡眠是一个很大的问题，第一是有很多人工作很忙，没有时间睡觉或者经常晚睡；第二是有人习惯晚睡；第三是有些人属于睡眠障碍，表现为入睡困难或者睡得不踏实或者醒得早，这些情况都是非常普遍的。对于患有睡眠呼吸系统暂停综合征的人，由于睡眠不好，是可以导致血压升高的。所以在睡眠前最好不要饮酒、枕头不要太高，并采取侧卧姿势睡觉。

* 好心情是一种良药

胡先生自从拿到体检报告之后，就严格地控制饮食，这让他总感觉吃不饱，心情也不好，整天打不起精神来，这样坚持一段时间后，他的各项指标还是存在着很大的问题。他这到底是怎么了呢？

专家提示

心理健康和身体健康同样重要，心理因素可能是导致疾病、加剧病情的重要因素。所以保持良好的心态对于防治疾病十分关键。

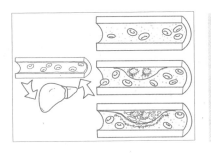

第二部分

血脂异常

第二十三章

警惕血管上的"活火山"

讲解人：周玉杰
首都医科大学附属北京安贞医院副院长、主任医师

* 什么是冠心病的"火山理论"？
* 动脉粥样硬化是怎样形成的？
* 冠心病的常见症状如何鉴别？

冠心病的突发威力，犹如火山爆发，寻找引发冠心病的元凶，哪些因素才是我们关注的对象？首都医科大学附属北京安贞医院副院长、主任医师周玉杰，教您如何正确识别冠心病的各种征兆。

* 冠心病是冠状动脉堵塞 50% 以上

供应心脏血量的冠状动脉堵塞了 50% 以上，就容易造成心肌缺血，称为冠状动脉粥样硬化性心脏病，简称冠心病。目前，在医学界定义 50% 以下的狭窄为冠状动脉粥样硬化。

* 冠心病的形成机制——冰冻三尺非一日之寒

今年 73 岁的孟女士退休后在家里忙前忙后，照顾儿女的生活起居。最近一段时间，她总感觉胳膊酸痛，而且胸口还憋得上不来气。很注意自己身体的孟女士赶紧来到医院，医生建议她做详细的检查。冠状动脉造影检

查结果显示，她的血管出现了三处堵塞，程度高达 80%，孟女士很不解，为什么自己的血管会在短时间内堵塞这么严重呢？

专家提示

冠心病的形成不是一日之功。正常血管剖开可以看到血管内皮是很光滑的，中层也很好、很薄。随着动脉硬化的发展，血管壁逐渐变厚，厚到一定程度斑块就破裂了，像火山喷发一样喷出去。人的血液中很多黏稠的东西能够修补血管，过去古代有个女娲补天的故事，人的血液中的"女娲"就是血小板，血小板看到斑块破裂以后它就粘到一起，粘成串以后就能使整个一团的血小板形成一个凝血块，就把血管堵了。如果堵到脑中的动脉会引起脑卒中，堵到心脏会引起心肌梗死、心绞痛，堵到肾脏会引起肾功能不全，堵到腿上造成下肢动脉的堵塞，会引起间歇性跛行。所以说，动脉粥样硬化是从头到脚所有的血管都可能发生的疾病。有句话说"人老是看脸"，但实质在医学上人老是看血管。

动脉粥样硬化引发的冠心病是随着人年龄增长而出现的，通常是植根于青少年，发展于中青年，爆发于中老年。所以保护血管，要从儿童时期做起。

* 冠心病的"火山理论"

医生用"火山理论"来形容血管里的斑块，如果斑块是很稳定的，不一定爆发，但不稳定的斑块会引起心绞痛和心肌梗死。不稳定的斑块是一个"活火山"，一个随时可能喷发的火山。那么火山什么时候喷发呢？可能要根据患者的症状和医生检查提供的线索才能预测。

* 冠心病发作的信号

1. 心前区疼痛

向左肩部和后背部的放射，活动以后加重，休息以后缓解，这是典型心绞痛。

2. 牙痛、腹痛等非典型疼痛

55 岁的宋先生从去年 10 月份开始就发现自己在上楼时会感觉到胳膊、后背酸痛，而且有时候前胸也憋得上不来气，于是他马上到医院检查，医生确诊他患上了冠心病。宋先生很不解，自己的冠心病怎么会是胳膊、后背疼呢？

专家提示

冠心病的临床表现因人而异，有的牙疼，有的肚子疼，还有的是背痛，各种各样的表现都有可能。但是真正的牙疼一般有牙髓炎，局部可能有牙龈肿痛等表现，如果到了牙科发现没有这些表现，或者是肩膀疼，是一个放射的牵涉疼，就要警惕。一般冠心病的放射疼是有规律的，有时候向左肩部、左臂和手指放射，这是比较典型的心绞痛。

冠心病的症状分为三种：第一种是没有前期症状；第二种表现为心前区压榨性疼痛，并放射至手臂；第三种表现为牙痛、腹痛、背痛等非典型性疼痛。

* 冠心病的检查方法

怀疑心脏病要先做心电图检查，它简单易行，可以重复，价钱比较便宜。但是电学的改变，往往 50% 的冠心病患者有反应，还有一半的患者在心电图上看不到异常的表现，就需要做进一步的检查。

动态心电图，可以背回家 24 小时监测，它能看到患者在运动状态下有没有心肌缺血。还有的时候可以做运动实验，增加一些负荷，看看心肌有没有缺血。如果这些检查都看不出来的话，就得做冠状动脉的多排 CT 或者冠状动脉造影了。

冠状动脉 CT 的检查，不管是 64 排、128 排还是 320 排，只是分辨率稍微高一些，它诊断的情况大概差不多，但是受放射线辐射的程度是不一样的。做一次 CT 相当于一个人在不同的机器下拍胸片 100 ～ 400 张。

目前冠心病是通过冠状动脉造影来诊断的，医生从大腿的股动脉或者是手腕上的桡动脉进行穿刺，把一根很细的导管通到心脏的冠状动脉的开口，进行选择性的造影，马上就能知道冠状动脉有没有狭窄。

* 冠心病的常见治疗

（1）药物治疗。药物治疗是冠心病最基本的治疗方法。例如，用阿司匹林抗血小板凝集，他汀类药物稳定斑块。

（2）介入治疗。介入治疗通俗的理解就是疏通血管，强行地把那些斑块造成的狭窄撑开，然后放上支架把血管通开。

（3）搭桥手术。搭桥手术是外科的方法，它可以不管狭窄的血管，从患者自己身体其他部位的动脉或静脉取一支，把它搭到远端的血管上，绕过病变位置。

* 引起冠心病的九大因素

一是血脂异常；二是吸烟；三是糖尿病；四是高血压；五是肥胖；六是心理因素；七是蔬菜水果的摄入少；八是运动量少；九是饮酒。

糖尿病、高血压和血脂异常这三点，可以通过预防来干预它的发生发展，但是像吸烟、肥胖、心理的问题、蔬菜水果、运动、饮酒这六项，是由我们平常的生活习惯决定的。

早期动脉硬化可选择服用阿司匹林等药物稳定斑块；严重的冠心病可以选择支架或搭桥的方法进行治疗。

冠心病的发生与九种因素有关，其中糖尿病、高血压和血脂异常这三种因素需要靠药物来改变，而吸烟、饮酒、肥胖、心理因素，运动和饮食，都可以靠自己改变。

第二十四章

逆转血脂　延长生命

讲解人：周玉杰
首都医科大学附属北京安贞医院副院长、主任医师

* 胆固醇到底是好东西还是坏东西？
* 血脂高为什么会在皮肤上表现出来？
* 他汀类药物长期服用会有副作用吗？

血脂异常是一个沉默的杀手，但有时也有一些容易被忽视的症状表现；斑块在血管沉积，可能随时破裂。面对随时可以致命的疾病，我们该如何发现它的踪迹？治疗中的种种误区，您又了解多少？首都医科大学附属北京安贞医院副院长、主任医师周玉杰和您共话血脂异常。

* 什么是血脂异常

在医院的化验单上，主要有四种血脂方面的指标，第一个是总胆固醇，第二个是甘油三酯，第三个是低密度脂蛋白胆固醇，第四个是高密度脂蛋白胆固醇。这四种血脂指标中，高密度脂蛋白胆固醇是一个"好"的胆固醇，它是血管的"清道

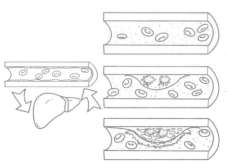

我们常说的高血脂概念很笼统，正确的说法应该是血脂异常，就是指低密度脂蛋白胆固醇高，超出了正常的标准造成胆固醇沉积，形成动脉硬化，威胁我们的生命。

夫"；低密度脂蛋白胆固醇的数值是医生们最关注的，因为它是造成动脉硬化最大的"元凶"。所以，低密度脂蛋白越低越好，高密度脂蛋白越高越好；反之就是血脂异常。

* 血脂异常可以在脸上表现出来

最近这段日子，张女士发现自己的眼部有一些黄色的东西，一开始她没注意，可过了些日子，它们越来越大了，于是她去了医院，医生告诉她这是眼睑黄瘤，是比较常见的症状，一般都与血脂有关系。

专家提示

在眼睑上有一些黄色脂肪颗粒的沉积，医学上叫黄色素瘤，还有一些人沉积在其他的部位，像肌腱上、关节肘部、膝部还有臀部。这是一个小小的窗口，可以看到这样的胆固醇沉积，就要怀疑血脂出现了异常，应该及时到医院检查血脂指标。

* 血脂异常的危害不容忽视

胆固醇是怎样对人体造成危害的呢？胆固醇正常在体内是有一定作用的，它能参与能量的代谢，但是，如果动脉血管内膜发生了损伤，胆固醇就承担着修补内膜损伤的任务，胆固醇沉积在内膜损伤的地方，形成动脉斑块。其实，从青少年时代就开始出现胆固醇沉积在血管壁的情况，也就是说，动脉硬化植根于青少年，发生发展于中青年，发病于中老年。

随着血管硬化的进展，如果出现斑块，一开始的时候就像"厚皮小馅的饺子"，皮比较厚，里头胆固醇的脂核或者是其他的一些斑块非常小，也叫作"休眠的火

血脂异常有时会在眼睑、关节肘部、膝部、臀部出现黄色沉积小瘤，如果出现这种症状，一定要及时检测。

心脑血管疾病发生的直接原因是血管里的斑块，血管斑块形成的直接原因是胆固醇的沉积，也就是血脂异常。长期的血脂异常使得血管壁的斑块越来越大，直到破裂造成血栓，堵塞血管威胁生命，胆固醇对我们身体的危害是不容忽视的。

山"，这样的患者一般没有什么症状。发展到最后，一旦火山喷发了，成了"薄皮大馅的饺子"，突然皮破了，里面的内容物就会释放出来。

* 什么样的人需要定期查血脂

有这样几种人一定要定期到医院里查胆固醇：已经有了冠心病，包括心绞痛和心肌梗死或者是脑卒中的人，有高血压、糖尿病、肥胖、吸烟的人，有心肌梗死家族史或者是脑卒中家族史的人，有高血脂家族史的人，还有绝经后的女性和 40 岁以上的男性，这些都是血脂异常的高危人群，这些人群的胆固醇水平是非常关键的。

* 血脂检查标准因人而异

如果一个患者，心脏里放了支架，或者有过一次心肌梗死，或者患有糖尿病，那么对他胆固醇的控制标准就很严格，不是在化验单的正常范围内就行的。正常人的胆固醇的水平在 220 毫克每分升左右就可以了，存在心血管病危险因素的人，要在 130 毫克每分升以下，得了冠心病的患者往往要求在 100 毫克每分升以下，如果再合并糖尿病的话，还要更加严格，在 80 毫克每分升以下。

* 胆固醇升高的原因

有些患者经常说，为什么我基本吃素，最近好长时间也不敢吃肉了，胆固醇还高呢？胆固醇的摄入主要来自一些动物源性的脂肪类、油类的食物，但人体自身的合成也是胆固醇的一个重要来源。另外，胆固醇代谢的

有冠心病、脑卒中、高血压、糖尿病、肥胖、吸烟这些危险因素存在的患者，要定期做胆固醇的检查。有以上这些因素的人，胆固醇的标准和正常人是不一样的，正常人的标准是 220 毫克每分升，有心血管危险因素的人是 130 毫克每分升，有冠心病的是 100 毫克每分升，有急性冠脉综合征的人是 80 毫克每分升。

造成人体胆固醇升高的原因有两个：一是它的来源，其中包括两个环节，即从食物中摄取的和人体肝脏自身合成的；二是它的去路,胆固醇的代谢，这其中任何一方出了问题，都会导致胆固醇升高。

去路也很重要，有时候虽然摄入不多，但胆固醇的代谢很差，不能及时地清除，也会造成高胆固醇。所以，胆固醇升高有三个重要的环节，只遏制了摄入这一个环节，还有两个问题就是它的合成和代谢，这两个环节没有遏制住，那么任何一点出了问题，胆固醇都可以增高。

﹡他汀类药物可治疗血脂异常

胆固醇升高的治疗最常用的就是他汀类药物，而甘油三酯升高应用贝特类药物比较多，当然还有一些其他的药物来起辅助治疗的作用。这两类不同的血脂异常吃不同的药物，如果胆固醇和甘油三酯都高怎么办呢？那要看谁是主要的敌人，再决定吃哪一类的药物。现在比较普遍应用的是他汀类药物。

治疗血脂异常的患者一定要服用他汀类药物，可以阻止胆固醇在肝脏的合成，降低心脑血管病的风险。

在北欧有一个著名的 4S 试验，让高胆固醇的患者吃了四年半的他汀类药物，发现：只要吃了这种药物，冠心病患者出现心绞痛的风险、一些临床事件的风险，比如说再去搭桥、做支架，还有心肌梗死的风险都明显地下降，下降幅度达到了 30% ~ 40%，合并糖尿病的冠心病患者，有更大的益处，降低风险能达到 50%。

﹡他汀类药物的副作用是可控的

张女士经体检发现了血脂异常，而且医生告诉她，从今以后，她就必须要长期服药了，一听到长期这两个字，张女士皱起了眉，会不会有副作用呢？

专家提示

他汀类药物刚出现的时候，每一百万处方出现一个严重的不良事件，就是肌肉的溶解。现在随着全球的应用越来越多，这个指标数变成了十万分之一，也就是每十万人当中有一个肌肉溶解，但致死性还是非常罕见的。国内的报告，还没见到一个真正的致死性报告，可能有一些肌肉的不良事件，但是发生率是非常低的，也是可控的。另外，他汀类药物还有一个不良反应，就是对肝功能的损害，吃这种药物，要定期做肝功能的检查，看看患者的转氨酶有没有增高。他汀类药物引起的转氨酶增高有一个特点，它是可逆的，如果没有严重的增高，在一段时间之后会自动降下来。

他汀类药物的应用越来越广泛，它产生的副作用是可防可控的，血脂异常患者可以放心服用，但要定期对肝功能进行检查。

* 如何看待他汀类药物的费用

患者每天吃他汀类药物，确实有一定的经济负担，拿某一种他汀类药物举例，一年的费用将近三千元人民币。但是在医学上，如果患者确实是高危人群，服用药物可以防止一些不良事件的发生，如心肌梗死或者下肢动脉血栓。心肌梗死一旦发生会有死亡或者有心脏残疾的危险，患者也需要家人的照顾，可能给全家带来更大的消耗，万一得了下肢动脉的血栓，患者也可能会残疾，又造成了一个新的危害，那时候要治病的话，可能花的钱会更多。

* 降血脂——生活方式很重要

健康的生活方式可以总结成 16 个字，即合理膳食、适量运动、戒烟限酒、心态平衡，这四大方面是我们人类健康金字塔的基石。调脂治疗同样离不开这四个方面，首先从管住嘴抓起。

1. 降血脂要从饮食做起

减少食物的摄取。如果放慢了饮食的速度，去咀嚼它，

如果因为没有服用他汀类药物而产生心脑血管事件，所发生的费用要远远超出服用药物的费用，所以长期吃他汀类药物是合算的。

如一个馒头咀嚼以后，通过唾液的酶，能感受到馒头的甜味，即使吃这种低热量的东西也能尝到鲜味，靠味觉去满足自己的食欲，这是一个替代的过程。还有，饭前可以培养一个习惯，先喝汤、先吃水果，把胃的容量先占上一部分，这样能少吃很多食物。

2. 运动可以降血脂

运动方面，最简单、最经济的运动是散步。散步是一种无忧无虑的散步，是一种非常好的有氧运动形式。运动并不是要做打球等对抗性的激烈的运动或者花费很多时间去做的事情，散步是一种最自由的运动方式。建议在情况允许时，每天走8000步以上。

3. 吸烟加速动脉硬化

焦油对血管内皮的损伤是非常严重的，长期吸烟对血管内皮的损伤会加重胆固醇的沉积或者加速动脉硬化的进程，这在临床上非常常见。医生在临床上见到心肌梗死的患者，越年轻的往往吸烟越重，一天一包烟以上，大概3～5年或5年以上的吸烟史。但是戒烟是一个非常复杂的过程，不仅需要患者本身的努力，还需要家庭、社会去关爱他。

4. 好心态有助于降低胆固醇

心理压力大造成能量代谢的不平衡、胆固醇代谢的不平衡。如果轻轻松松工作，快快乐乐地生活，胆固醇水平就不容易发生异常。所以说一个良好的心态，是治疗疾病的基础。作为工作压力大的医生们，是怎样去应付每天的工作的呢？就是抱着一种非常快乐的心态，像蜜蜂一样去工作，蜜蜂的工作是非常有节奏、有规律的，合理地安排工作，同时把工作干好，最后心态也能调整得很好，生化指标、胆固醇水平也能够趋于正常。

预防血脂异常要做到合理膳食、适量运动、戒烟限酒、心态平衡，一定要做到吃饭慢咀嚼，每天步行8000步，远离烟酒，快乐工作，这对预防血脂异常是至关重要的。

第二十五章

血液"脂"谜

讲解人：陈红

北京大学人民医院心脏中心主任、心内科主任医师

＊您了解血脂异常吗？

＊胆固醇有没有好坏之分？

＊调整血脂如何进行治疗性的生活方式调节？

　　治疗血脂异常的目的究竟是什么？多种治疗方法，哪一种更适合自己？降脂药物有数百种之多，我们到底应该选择哪一种？北京大学人民医院心脏中心主任、心内科主任医师陈红，为您详细解析血脂异常的治疗问题。

＊什么是血脂

　　所谓血脂顾名思义就是油，那么为什么血脂这种油能够溶于水呢？因为它没漂在鲜血上面，而是溶在了水里面，最主要的是在血里面，它被装在了"一辆车"里面。

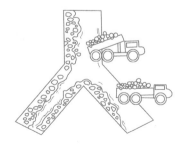

＊脂蛋白是血脂的运输"车"

　　载了货物的这个"车"就叫作脂蛋白。脂蛋白是一个圆形的结构，里面有一部

分是甘油三酯，还有胆固醇。血脂被包在了颗粒里，而这个颗粒本身是溶于水的，所以血脂就变得能溶于水。包血脂的这个颗粒就可以把它想象成一辆运载着血脂的"车"。

* 脂蛋白"车"分四种

由于车的配置不同、功能不同，分为了客车、卡车等。脂蛋白也是同样的。脂蛋白表面绿色的是它的载脂蛋白，由于载脂蛋白表面的"配置"不同、内部的甘油三酯和胆固醇的量不同。例如，有的"车"里面甘油三酯装得多一点，胆固醇装得少一点；有的胆固醇多一点，甘油三酯少一点。由于这些不同，所以脂蛋白也是分类的。

脂蛋白至少可以分为四类：第一类叫作乳糜微粒；第二类叫作极低密度脂蛋白；第三类叫作低密度脂蛋白；第四类叫作高密度脂蛋白。

* 低密度脂蛋白胆固醇是坏的

颗粒像一辆车，装在这辆"车"上的胆固醇叫作低密度脂蛋白胆固醇，装在高密度脂蛋白上的货物叫作高密度脂蛋白胆固醇。

关于高密度脂蛋白胆固醇和低密度脂蛋白胆固醇，有好的也有坏的。低密度脂蛋白胆固醇是坏的，就是装在低密度脂蛋白这辆"车"上的胆固醇是坏的。都是胆固醇，为什么认为它是坏的呢？因为胆固醇绝大部分是人体内肝脏自身合成的，只有很少的一部分是由食物当中吃进去的，肝脏合成的胆固醇通过这辆"车"运到了血管里面，被卸到了血管里。正常的血管壁应该是光滑的，但是很多胆固醇被卸到血管里面，最终就形成了动脉粥样硬化，越卸越多，总有一天血管会被堵塞。

* 高密度脂蛋白胆固醇是好的

高密度脂蛋白胆固醇被称为好胆固醇。这辆"车"上同样是胆固醇，但是装在这辆"车"上的就是好的，为什么呢？因为血管壁上有很多胆固醇，高密度脂蛋白这辆"车"把血管里这些胆固醇运回到肝脏，去合成胆汁，胆汁是有利于消化的。

* 常用的四项血脂检测指标

血脂的指标有很多种，最主要的就是四种指标：第一是总胆固醇；第二是甘油三酯；第三是高密度脂蛋白胆固醇；第四是低密度脂蛋白胆固醇。

* 什么叫高血脂

首先有一个正常的血脂水平，这个正常的水平是人为定的，不像胳膊、腿，人生下来就两只胳膊、两条腿，只要少一只胳膊或少一条腿那就是不正常。但是血脂并没有一个天生的指标，定了一个所谓的正常水平，那么当甘油三酯胆固醇和低密度脂蛋白胆固醇高于正常水平的时候，就是血脂异常，或者叫作高脂血症，就是高血脂。

* 高血脂是血脂异常中的一部分

高密度脂蛋白胆固醇是所谓的好的血脂，所以它低于正常水平以后也是不正常的。所以高脂血症只是指升高的这一部分，而血脂异常是包含了所有血脂不正常的类型，包括升高、降低，这就是血脂异常。

* 诊断标准和正常值不同

需要强调的是，这些增高和降低是作医生的诊断标准，和平时到医院看病，化验单后面一个所谓的正常值与医生诊断标准的正常值不是一回事，是两个概念。所以对您来说，不必去记这个诊断标准。您需要知道的是查完血脂以后，一定要找医生看，让医生通过具体情况全面评估，最后决定是不是该治疗。

* 血脂异常的高发人群

出现以下几种情况提示可能存在着高脂血症。

第一种情况，已经有了心脑血管病是肯定要查的。第二种情况，虽然没有冠心病，但是有高血压、糖尿病、肥胖、吸烟等。第三种情况是家里有人有早发的冠心病史，就是男性直系亲属里面有在 55 岁以前得冠心病的，女性直系亲属里面在 60 岁之前得冠心病的，就叫早发冠心病家族史。第四种情况是黄素瘤。第五种情况是家族性高脂血症，它是一种遗传病，这种人就是血脂高，是需要查的。第六种情况是 40 岁以上的男性和绝经以后的女性，特别容易血脂高。所以筛查高脂血症的人群里，这六种人群都是重点人群，需要及时检查。

* 导致血脂异常的原因

导致血脂异常的原因有以下几点：一是糖尿病；二是肾病综合征；三是甲状腺机能减退；四是不良生活方式；五是遗传。

血脂异常从病因上分为两大类：第一类是原发性的。所谓原发性的基本上原因不清，一般和遗传有关系。第二类是继发性高脂血症。导致继发性高脂血症的因素包括饮食、某些疾病，如甲状腺功能低下、肾病等，另外还有某些药物也可以引起血脂的增高。

* 血脂异常的临床表现

大部分高脂血症可能没有什么临床表现，没有什么感觉，但是没有症状不等于不存在异常和危害。

* 血脂异常的危害

它的表现和危害主要有两方面：一方面是心血管系统；另一方面是非心血管系统。

非心血管系统，首先表现为皮肤黄素瘤。有一部分患者的黄素瘤长在根腱上、长在胳膊肘上，这是皮肤上的表现。另外对于甘油三酯特别高的人还存在急性胰腺炎的可能性，表现为肚子疼，这些都是属于非心血管系统的表现。

心血管系统的表现，主要是动脉粥样硬化引起的。低密度脂蛋白那辆"车"运着胆固醇往血管里去，在血管里胆固醇堆积造成的病变，就叫作动脉粥样硬化。动脉粥样硬化就堆积在血管上，所以有血管的地方都可能引起这些病，如果心脏的血管堵塞了，就是冠心病；如果大脑的血管堵塞了，就是中风；如果下肢的腿上血管出毛病了，叫间歇性跛行，就是走着走着路，腿就酸、疼或者无力，需要休息一会儿，休息一会儿又好了，又可以接着往前走。

* 血脂异常和胖瘦无关

一般情况下有人认为，越胖的人得血脂异常的可能性就会越大，那么相对比较瘦的人会不会也存在血脂异常的问题呢？

严格说，判断胖和瘦的是体脂，体脂包含血脂和组织间的脂肪，和血脂不是同一个概念。所以胖的人不一定血脂高，瘦的人也不一定血脂低。一般来说，胖人中血脂异常的比例会高一点，但并不能说瘦人肯定血脂不高。

* 血脂化验结果不是决定治疗的唯一依据

治疗血脂异常的最终目的不是为了把血脂降下来，而是为了防止和延缓缺血性心血管疾病的发生和发展。化验结果不是决定治疗的唯一依据。实际上，患者除了血脂高以外，医生还要评价其他的危险因素。比如患者抽烟吗、血压高吗、是胖是瘦以及年龄有多大等。不能仅仅根据血脂的指标来决定患者什么时候治疗，该用什么治疗方法。医生给患者最终要治疗到什么程度，也是不能只看血脂的指标，要进行总体的评价。

* 调整血脂要进行治疗性的生活方式调节

治疗性的生活方式调节包括一系列内容：多运动、减轻体重、多吃蔬菜水果、好好休息、戒烟。在饮食调节中，医生提倡均衡饮食，有助于调整血脂异常。主张多吃蛋类，但是不主张吃蛋黄。主张喝脱脂的奶类，不主张喝全脂的奶类。应该多吃各种水果，最好不要吃甜食。因为每个人的食量以及所需能量不一样，所以饮食搭配应因人而异。在烧菜时，应该掌握半勺盐、一勺糖，控制在这个范围内。在饮食的过程当中应该特别注重一个问题，就是均衡饮食，避免饮食控制的偏颇。在饮食中，不可以单一吃一种食品，这样会导致营养不良。虽不主张大鱼大肉，但是人体也是需要蛋白质的，所以要注意营养的全面。

* 调节血脂要运动

除了饮食控制以外，在生活方式的调节里还要减轻体重，同时要增加运动。

如何运动是很多人非常关心的一个问题。第一，运动频率为每个星期达 3 ～ 5 次。第二，运动种类是要做有氧运动。第三，运动强度为每次 20 ～ 60 分钟，要到达自身的靶心率。

计算靶心率可以用 220 减去年龄，得到一个最大的心率数字，然后用最大的心率乘上 0.6，就得到下限，接着乘 0.8，得到最高心率。比如说一个 40 岁的男性，220 减去年龄 40 等于 180，然后 180 乘以 0.6 是 108，这是最小的心率，180 乘以 0.8 是 144。所以这个人的靶心率应该是最低到达 108，最高到达 144。

如果运动了半天，心率一直在 80 次每分钟，这种运动的效率可能欠佳。但运动强度因人而异，比如一个得过心肌梗死的患者，最好只做一些不剧烈的运动，比如散步、打太极。

* 血脂异常的药物治疗

实际上医生要在决定用哪种药的时候，除了考虑它能把血脂降下来，还要考虑可不可以延长患者寿命、减少中风发生的概率。如果它能降血脂，也能够减少这些

对于血脂异常还没有发展到很严重地步的患者来说，健康饮食和适量的运动是完全可以逆转不正常的血脂水平的。但是，对于程度已经非常严重或者合并其他疾病的患者来说，就必须接受合理的药物治疗了。

疾病发生的概率，那这个调脂的药是好药。如果这个药虽然能够把血脂调下来，但是它不减少死亡，也不减少血管发病的机会，这个药就不是好药。

目前，在中国市场上调血脂的药物主要有六大类：第一类是他汀类药物；第二类是贝特类药物；第三类是烟酸类药物；第四类是胆固醇吸收抑制剂；第五类是胆酸熬合剂；第六类是一些其他的药物。这六大类药物中，目前应用最多的也是疗效最好的主要是他汀类药物和贝特类药物。这两类药物不太一样，他汀类药物以降胆固醇为主，贝特类药物以降甘油三酯为主。这两类药需要知道症状才可以用，因为适应症状不同，吃药时间也是不一样的。现在他汀类药物用得更广泛一点，他汀类药物晚上吃，因为它主要是降低胆固醇的，而肝脏合成胆固醇在晚上是最旺盛的，所以这个药是在晚上吃。贝特类药物主要降甘油三酯，甘油三酯大部分是通过饮食吃进去的，所以贝特类药物一般是在早餐前的半个小时服用。

这两类药物只要正确使用都是非常安全的，副作用中"引起转氨酶升高"的概率一百个人里最多也就有一个，而它引起肌肉的问题，概率是十万分之一到百万分之一，也就是十万个或一百万个吃药的人里面，可能有一个，概率是非常低的。但尽管概率非常低，在整个服药的过程当中，也要特别注意监测。

服用降脂药的人要注意定期监测身体指标。

＊糖尿病患者治疗血脂异常的方法

糖尿病患者和冠心病患者一样，属于心肌梗死的高危人群，所以又给了糖尿病另外一个名词，叫作冠心病的等危症，意思是说虽然没有冠心病，但是在未来10年发生冠心病以及发生死亡的危险和冠心病一样高。所以糖尿病患者血脂的目标值和一般人比，要求低密度脂蛋白胆固醇降得更低。

通常糖尿病患者的低密度脂蛋白胆固醇并不是特别高，而主要表现为甘油三酯增高和高密度脂蛋白胆固醇的降低。医生在治疗这样的血脂异常时，对患者生活方式的调节会更加严格。甜的东西可能要更加少吃，医生会特别关注糖尿病患者的血糖对甘油三酯的影响。对于一般轻中度血脂增高的患者，一定是在血糖控制到正常以后才能开始药物治疗。

第二十六章

莫当血脂异常 "候选人"

讲解人：陈红

北京大学人民医院心脏中心主任、心内科主任医师

* 如何区别胆固醇的好与坏？

* 胆固醇患者如何日常养护？

* 哪些人容易血脂异常？

血脂，原本是人体必需的一种物质，却为何会出现天使和魔鬼两张不同的面孔？到底如何才能让胆固醇中的天使越来越多，魔鬼越来越少？北京大学人民医院心脏中心主任、心内科主任医师陈红，教您如何调控血脂，为生命护航。

* 血脂沉积血管壁容易堵塞血管

血脂本身是身体所必需的物质，能够给我们提供能量，而且是我们胆酸合成的原料，可是高脂血症又是威胁我们健康的一个重要的因素。正常的时候，血脂在血管壁里运输，但是血脂一旦太高，特别是胆固醇水平过高，或者血管表面的内皮受到损害，如高血压等，这时血管里的血脂就会进入到血管壁，并沉积在血管壁上，沉积越来越多，最终导致血管堵塞，形成冠心病。还有血栓破裂以后也可以导致血管的闭塞。如果是发生在供应心脏的血管上，就会形成心肌梗死，如果发生在大脑的血管，那么就会形成中风。

* 胆固醇有好坏　区别对待要分清

刘先生在去年的单位体检中查出了血脂异常。刘先生非常担心，才不到40岁就出现了血脂异常，老了以后怎么办呢？听说蛋黄里胆固醇含量特别高，高血脂的人一定不能吃，从此以后刘先生就彻底不吃蛋黄了。

专家提示

胆固醇只有一种，它的好和坏，完全是由它的作用所决定的。

胆固醇装在高密度脂蛋白和低密度脂蛋白里边。在低密度脂蛋白里边的胆固醇叫作低密度脂蛋白胆固醇，这种胆固醇可以理解为它是要被运到血管壁里边去的胆固醇，如果进去越多那么斑块里沉积的胆固醇就越多，斑块会逐渐长大，所以低密度脂蛋白的胆固醇是坏的胆固醇。在高密度脂蛋白里边的胆固醇称作高密度脂蛋白胆固醇，这种胆固醇可以理解为是被从血管壁里取出来，准备运回肝脏的胆固醇，那么高密度脂蛋白胆固醇越多，斑块就相对地不容易长大，所以高密度脂蛋白胆固醇是好的胆固醇。

* 科学饮食控制血脂

鸡蛋除了富含丰富的蛋白质以外，还含有人体必需的维生素、矿物质、卵磷脂等，这些人体所必需的营养素恰恰主要存在蛋黄里边，如果不吃蛋黄的话，就会损失掉摄取营养的机会，因此中国营养学会给了一个建议：对于正常人，一天可以吃一个鸡蛋；如果血脂高，一周可以吃四个鸡蛋左右。所以高脂血症患者可以适当减少蛋黄这种高胆固醇食物的摄入。

一味禁食含胆固醇食物不可取，适当饮食不会影响健康。

* 饮食自测题

您吃得合适吗？

（1）您最近一周内，是否每天吃肉量小于75克？

0＝否　1＝是

（2）您吃肉的种类：

0＝瘦肉　1＝肥瘦肉　2＝肥肉　3＝内脏

（3）您近一周吃鸡蛋的数量：

1＝0～3个/周　2＝4～7个/周　3＝7个以上/周

（4）您近一周吃煎炸食品(油条、油饼、炸糕等)几次？

0＝未吃　1＝1～4次/周　2＝5～7次/周　3＝7次以上/周

（5）您近一周吃奶油蛋糕的次数是多少？

0＝未吃　1＝1～4次/周　2＝5～7次/周

自测题做完了，小于3分是合格，大于6分属于膳食不良，您算一算自己的分数，是否吃得合适，如果分数太高，就要好好调整饮食习惯了。

* 怎么做能让膳食更合理

总体上来说，就是要尽量少吃富含饱和脂肪酸的食物，比如动物脂肪、椰子油、菜籽油等；也尽量少吃富含胆固醇的食物，比如动物内脏、蟹黄、猪肝等。另外，奶油蛋糕、炸薯条等这些食物中含的反式脂肪酸比较高，也建议尽量少吃。尽量多吃蔬菜、水果，还有不饱和脂肪酸含量高的植物油等，饮食当中最主要的是要合理地搭配。

* 合理饮食还要配合运动控制血脂

除了饮食上注意之外，刘先生还非常重视体育锻炼，基本每周都锻炼 4～5 次，每次锻炼时间都在 1 小时左右，不仅如此，他还必须练到心跳加速、全身出汗为止，他认为每次运动之后身体都轻松了很多，毫无疑问运动肯定是对控制血脂有好处的。

专家提示

合理运动具备以下三点：第一，每周至少运动到 3～4 次。第二，每次至少 30 分钟。第三，运动的强度是患者最大心率的 60%～80% 为合适。比如一个 40 岁的人，他最大心率就是 220 减去他的年龄，也就是减去 40，应该等于 180。那么 180 乘上 0.6 就是他一个最小的心律，是 108。那么 180 乘上 0.8，就是它可以到达的最大心率，就是 144，这个人运动时候心律大概在每分钟 108～144 次。

* 吃药也是必不可少的功课

患者老张每天提起吃药就头疼，因为他不但有心脏病还有高血压，除了这些以外血脂还有点高，这样一来他每天就得吃好几种药，这使他不但经常忘了刚刚吃过什么药，还有什么药没吃，更麻烦的是他也不知道这些药到底会不会互相影响，也不知道哪个药该先吃，哪个药该后吃。

专家提示

患者既有高血压又有高血脂，一般来说，大部分情况下，降血压药一般是早晨吃，调节血脂的药物，由于它种类不同，可能吃法会有不一样，比如降甘油三酯的贝特类药物，一般主张早餐前吃，但是以降胆固醇为主的他汀类药物，一般情况下主张晚上吃。那么到底应该吃什么药，怎么吃，应该听医生的嘱咐。

* 高危人群早发现血脂异常

以下几类人群为高危人群，应及早检查，看血脂是否有异常。

第一类：已经有了心血管疾病、冠心病、中风等，或者有外周血管的疾病。

第二类：有很多心血管的危险因素，例如已经有了高血压、糖尿病、抽烟等。另外，有早发冠心病的家族史的人也应谨慎。

第三类：出现黄素瘤的情况下，也要定期复查血脂。

* 教您看懂化验单

小李前几天去拿自己的体检报告，其中就有血脂的化验单，小李对这个化验结果尤其重视，因为自己父母的血脂都高，他很担心自己在这方面有问题，可是看到化验单上的一堆字母，他根本看不懂，到底什么代表血脂高，更是一头雾水了。

专家提示

在血脂化验单上，TC 代表了血液中总胆固醇的含量；TG 代表血液中总的甘油三酯的含量；HDLC 代表高密度脂蛋白胆固醇的含量；LDLC 代表低密度脂蛋白胆固醇的含量。在临床上也根据这四个指标，对血脂高进行分类。

第二十七章

警惕血管里的"淤泥"

讲解人：李建军

中国医学科学院阜外医院血脂异常与心血管疾病诊疗中心主任、25B 病区主任、主任医师

* 不同人群如何检查血脂？

* 糖尿病与血脂异常有何关联？

　　大家去体检的时候可能都会听到这样一个词：血脂。血脂它究竟代表了什么意思？血脂和我们的健康又有什么样的关系呢？中国医学科学院阜外医院血脂异常与心血管疾病诊疗中心主任、25B 病区主任、主任医师李建军为您解答。

* 血液脂质流动要依靠蛋白

　　血液中的脂质不溶于水，必须要与蛋白结合才能流动，因此叫作脂蛋白，血脂的主要成分为甘油三酯和胆固醇。

* 血脂异常要警惕　遗传陋习皆病因

　　李先生今年 34 岁，一周前因为冠心病而入院治疗。原来，从一个月前开始，李先生每天早晨、中午饭后都会出现胸骨后烧灼感，可休息几分钟就能缓解，在家人的陪伴下他来到了医院。经过检查，李先生的冠状动脉多处出现斑块，部分管腔狭窄程度达到了 80%，已经是重度狭窄，

如果不及时治疗，会有生命危险。造成这一危险的罪魁祸首就是血脂异常，可在此之前李先生却始终没有在意过。

专家提示

血脂异常具有遗传性，因此如果父母有血脂异常，孩子要特别注意。此外，肥胖、抽烟、酗酒都会引起甘油三酯增高，造成血脂异常的出现。

* 准确测血脂要遵循三原则

单位组织体检，要求不能吃早餐，小吴为了不让自己饿得太久，特地在12点的时候吃了顿夜宵。第二天一早，小吴先去验血中心做的抽血化验。一个星期后，小吴的体检报告出来了，结果显示他的胆固醇和甘油三酯明显高于正常，这让他感到非常疑惑，自己虽然超重，但是平时饮食很注意，而且还一直坚持锻炼，血脂从来都是正常的，怎么这回就异常了呢？

专家提示

想要测出的血脂准确，需要做到以下三点：一是两周内保持常态的饮食习惯；二是24小时之内不要做剧烈运动；三是12小时之内不要进食。这是因为饮食对甘油三酯和高密度脂蛋白影响较大。

* 检查血脂要定期　不同人群分仔细

20岁以上的成年人，5年查一次血脂即可。如果患有心脏病或者具备危险因素，就需要从40岁左右就开始每年查一次血脂。有心脏病或正在服药控制的人通常3～6个月查一次血脂比较合适。

* 饮食不当严重影响血脂

刘先生特别喜欢吃肉，几乎顿顿饭都要有肉才行，常常是跟三五好友一起大口吃肉、大碗喝酒，可是主食却吃得很少，眼看过了 30 岁，他的身体开始发福。最近一次体检，刘先生不仅体重超重，而且还被查出了脂肪肝，血脂也出现了偏高。

专家提示

一个星期吃两次鸡蛋，吃 75 克的肉，这种标准虽然严苛，但对于血脂异常的人来说，却是最理想的饮食习惯。

* 高糖环境减慢脂代谢的速度

盖先生患有糖尿病将近 10 年了，之前一直都控制得很好，五年前他发现自己的血脂也出现了异常，之后就开始断断续续地服用降脂药物。可是最近半年以来，他总是感觉双手手指麻木，于是赶紧来到医院就诊。可就在检查时盖先生却发现，他的甘油三酯达到了 1.83 毫摩尔每升，严重超出了正常值。医生告诉他，他的血脂升高跟他的糖尿病是有很大关系的。

专家提示

糖尿病会影响脂代谢速度，从而造成甘油三酯的升高，加重血管的堵塞程度，最终出现冠心病。因此，糖尿病患者更容易出现血脂异常。在治疗时，应当先治疗原发病。

* 水盐代谢异常可导致血脂异常

小丽是单位有名的骆驼，很少喝水不说，即便喝了水也很少去厕所。最近天气越来越热，小丽喝水比过去多了些，可是没几天她就发现腿出现了水肿，难道是喝水喝多了？她赶紧减少了喝水的量，然而，水肿却始终不见消退。别是身体有问题了吧，她赶紧来到医院，经过检查，她患上的是肾病综合征，而在另一项检查中，她却意外地发现自己的血脂竟然出现了异常。

专家提示

肾病综合征会出现水盐代谢异常，从而影响渗透压，导致甘油三酯升高，而降低血脂最有效的方法就是控制肾病综合征，使脂代谢恢复平衡。

第二十八章

血液里的"无声杀手"

讲解人：李建军

中国医学科学院阜外医院血脂异常与心血管疾病诊疗中心主任、25B 病区主任、主任医师

* 高密度脂蛋白和低密度脂蛋白有何区别？

* 饮食降脂有什么窍门？

* 运动降脂要把握什么原则？

血糖、血脂、血压之间具有怎样的联系？什么样的饮食才算是健康的？我们常见的食品里，胆固醇的含量有哪些区别？中国医学科学院阜外医院血脂异常与心血管疾病诊疗中心主任、25B 病区主任、主任医师李建军，带您认识血液里的"无声杀手"。

* 高密度脂蛋白和低密度脂蛋白大小有区别

高密度脂蛋白胆固醇颗粒小、数量多；低密度脂蛋白胆固醇相对颗粒要大，它可以黏附血液中的蛋白。

* 降低低密度脂蛋白 减少动脉粥样硬化

有冠心病、糖尿病的人，降低低密度脂蛋白胆固醇，可以明显减少冠心病的发病和死亡。

* 低密度脂蛋白易沉积形成斑块

我国血脂异常的人群约 2 亿，患病率是 18.6%。低密度脂蛋白胆固醇密度低、颗粒大，容易浸透、黏附到血管下面，沉积下来，当它与巨噬细胞融合后，就会长成斑块在血管堆积，因此，低密度脂蛋白胆固醇是引起冠心病的很重要的因素，严格控制低密度脂蛋白胆固醇，可以明显减少冠心病的发病。

* 治疗血脂和冠心病要双管齐下

在治疗冠心病的同时，应该一起控制血脂，这样，可以降低冠心病再次发作的风险。

* 三剑客威胁健康　相互作用损血管

盖先生患有糖尿病和高血脂多年了，尽管一直服药，但是一直都控制得不太好，空腹血糖曾一度达到 12.9 毫摩尔每升，低密度脂蛋白胆固醇也达到了 3.6 毫摩尔每升。一年前的一天，盖先生突然出现头晕、恶心，经过检查发现他的血压已经高达 180/150 毫米汞柱，医生告诉他，他的血压之所以升高，与他多年的高血脂是分不开的。

专家提示

血脂、血糖和血压会相互作用，使胆固醇更容易在血管中堆积，堵塞血管，因此，"三高"的人群应格外注意。

* 两方式合成胆固醇　生活习惯影响大

过去小吴总能找出时间去锻炼，可现在工作太忙，一有时间他就恨不得休息，几乎不再锻炼了，眼看他的腰围一圈圈地粗起来。此外，忙碌的工作也让小吴的压力非常大，不应酬的时候，他常常加班到深夜。最近一次体检，他的血脂比过去高出很多，尤其是低密度脂蛋白胆固醇更是高得吓人。

专家提示

人体的胆固醇 70% 由肝脏合成，30% 由食品带来，工作压力大时，运动就会减少，导致胆固醇在体内堆积，影响健康。

*血脂要降低　生活方式需改变

自从刘先生被查出脂肪肝、低密度脂蛋白胆固醇偏高以后，医生建议他一定要改善不良的生活方式，多吃水果、蔬菜，并且还要注意减轻体重、进行适当的锻炼。为此，他特地制定了一个计划，每天要喝一杯豆浆、吃一个苹果，还要进行半个小时的锻炼，对于过去爱吃的肉，他现在也尽量少吃，一段时间下来，他的体重也有所减轻，整个人都精神多了。

专家提示

改变不良的生活习惯，戒烟、控制体重、饮食清淡，就可降低血脂。

*饮食要数数　一二三四五

"一二三四五"是指每天一袋奶、250 克的主食、三份高蛋白的饮食（包括一两瘦肉、二两豆腐、一个大鸡蛋、半两黄豆、二两鱼虾或者二两鸡肉），有粗有细、不甜不咸，三四五顿，五种蔬果。

＊蔬果食用要多种　花样越多越健康

摄取的花样越多、品种越多，越健康，因为蔬菜、水果氧化能力较强，尤其是绿色青菜，可以减少血管的损伤，减少胆固醇淤积。

＊合理运动助降脂　三个原则要把握

小林被查出来低密度脂蛋白胆固醇偏高，赶忙又是减肥又是锻炼的，还别说，一段时间之后，他的确瘦了很多，很多血象检查都回到了正常水平，可唯有低密度脂蛋白胆固醇却始终居高不下，这让他非常苦恼。

专家提示

降低低密度脂蛋白胆固醇要遵循合理运动的原则，每周至少 5 次 30 分钟以上的运动，运动时要以是否出汗为衡量标准，长期坚持可以使胆固醇降低。

＊降低胆固醇要根据实际情况来判断

胆固醇偏低可以减少冠心病的发病风险，但降低低密度脂蛋白胆固醇要根据不同情况来判断，并非是越低越好。

第二十九章

血管里的"清道夫"

讲解人：李建军
中国医学科学院阜外医院血脂异常与心血管疾病诊疗中心主任、25B 病区主任、主任医师

* 高密度脂蛋白胆固醇为什么被称为血管里的"清道夫"？

* 高密度脂蛋白胆固醇的标准值是多少？

* 脂肪肝和血脂异常为何会互相影响？

高密度脂蛋白胆固醇是血管里的"清道夫"，被大家称为好胆固醇，如何使用简单的方法帮助您提高"好"胆固醇？究竟什么样的运动方式才是最适合的？中国医学科学院阜外医院血脂异常与心血管疾病诊疗中心主任、25B 病区主任、主任医师李建军，带您认识一下血管里的"清道夫"。

* 血管里的"清道夫"是什么

"清道夫"是指高密度脂蛋白胆固醇，它可以把血管里的低密度脂蛋白胆固醇清理出体外，保持血管清洁。如果高密度脂蛋白胆固醇过低，就不能及时将血管中的垃圾清走，影响血管的健康。

* 心肌梗死危险因素有轻重　血脂杀手排第一

目前导致心肌梗死比较清楚的危险因素当中包括高血

压、糖尿病、肥胖、抽烟，其中最主要的危险因素跟血脂有明显关系，血脂是导致动脉粥样硬化和心肌梗死的最大的一个杀手，因为目前的观点认为，如果没有血脂异常的参与，其他的因素是不能单独引起动脉粥样硬化的。

* 血液里面有什么

血液中流动的物质，除了细胞以外就是血浆，血浆里面有很多成分，其中血脂是一个很重要的成分。血脂主要是胆固醇和甘油三酯，胆固醇和甘油三酯不能溶在血液中。血液是脂溶性的，它们溶不进血液中就跟蛋白结合起来，成为脂蛋白，如大家都听说过的高密度脂蛋白胆固醇和低密度脂蛋白胆固醇，甘油三酯也要跟一个蛋白结合在一起，才能在血液中流动，这就叫血脂。所谓低密度脂蛋白胆固醇，密度是比较低的，颗粒跟高密度脂蛋白胆固醇相比的话大一点。真正致病的是低密度脂蛋白胆固醇。

* 高密度脂蛋白胆固醇也有标准值

高密度脂蛋白胆固醇的正常值为 40 ～ 60 毫克每分升，在这个范围内高密度脂蛋白胆固醇越高，对机体健康越有好处。但是超过正常值则不利于肌体健康，有可能反而会增加患冠心病的风险。

* 清洁血管要靠高密度脂蛋白胆固醇

小林身材一直偏胖，虽然医生给出了减肥的建议，但是他坚持起来总是有些困难。前两天体检，他发现自己的总胆固醇、低密度脂蛋白胆固醇都有所升高，可高

血液中的脂质不溶于水，必须要与蛋白结合才能流动，因此叫作脂蛋白。低密度脂蛋白胆固醇密度低、颗粒大，容易与体内的细胞结合，在血管沉积，引起动脉硬化，因此，被称为体内的垃圾，而高密度脂蛋白胆固醇密度高、颗粒小，能够将沉积在血管的低密度脂蛋白胆固醇清走，所以被称为"清道夫"。

密度脂蛋白胆固醇却降低了。医生告诉他，如果高密度脂蛋白胆固醇偏低，肯定跟他平时的习惯是分不开的。原来，虽然小林并不是非常喜欢吃肉，但是如果一天不吃，他也有点受不了。医生告诉他，高密度脂蛋白胆固醇的降低会增加他患上冠心病的危险。

专家提示

高密度脂蛋白胆固醇可以把血管里的低密度脂蛋白胆固醇清理出体外，保持血管清洁，如果高密度脂蛋白胆固醇过低，就不能及时将血管中的"垃圾"清走，从而影响血管的健康。

* 脂肪肝和血脂异常可相互影响

刘先生因为有脂肪肝，所以每次体检都特别注意。最近一次体检他发现他的血脂出现了很奇怪的变化，过去都是低密度脂蛋白胆固醇偏高，可这回，居然高密度脂蛋白胆固醇也高了起来，都说这项高了是好事，难道说自己的身体越来越好了吗？刘先生不禁得意起来，可医生看后却告诉他，他的高密度脂蛋白胆固醇偏高是因为脂肪肝导致的，必须要进行治疗。

专家提示

脂肪肝是脂肪在肝脏蓄积增加，产生了堆积。血脂异常是血液中脂蛋白成分的增高。它们两者有一个共同的杀手，就是脂肪代谢的异常，而脂肪代谢又可以转换成血脂，就是血脂异常。

* 高密度脂蛋白胆固醇通过饮酒提高并不可取

最近从外地来了几个朋友，小林尽地主之谊款待，大家在一起谈天说地，小林的心里别提多高兴了。这一高兴就难免要喝点酒，推杯换盏、觥筹交错之后，小林就喝多了。最近体检，小林发现原本不高的高密度脂蛋白胆固醇却升高了，而且还超出正常值不少，大夫告诉他高密度脂蛋白胆固醇过高也不是正常现象，需要引起注意。

专家提示

每天少量的红酒可以升高高密度脂蛋白胆固醇，但是饮酒也会升高甘油三酯，间接带动了低密度脂蛋白胆固醇的升高，因此，饮酒对血脂是不好的。

* 运动调脂有标准　出汗疲惫才有效

自从看完医生，小林就开始注意，不仅减肥，而且在饮食和运动上也做了调整，听说多吃菌类和豆类的食品有好处，他就几乎每顿饭都吃这些，此外，他每天还要慢跑 30 分钟以上，就连烟酒也戒了，可一段时间下来，他的高密度脂蛋白胆固醇并没有升高的趋势，这让他不免有些失望。

专家提示

运动是提高高密度脂蛋白胆固醇最好的方式，每天 30 分钟快走，要以出汗为标准，如果是游泳的话，则需要稍微感到疲劳，消耗的热量要达到 1200 卡路里。

* 高密度脂蛋白胆固醇高低因人而异

医生通过很多的研究发现，人体的高密度脂蛋白胆固醇如果是先天就高，如父母给的遗传基因就是偏高的，或者女性有雌激素保护高密度脂蛋白胆固醇本来就高，因此女性冠心病发病率低，也跟这个密切相关。另外，高密度脂蛋白胆固醇也有区域性的差别，如日本地区和中国南方地区，吃鱼比较多，高密度脂蛋白胆固醇含量偏高一点。除此之外，其高低还与饮酒有关，如法国、德国红葡萄酒饮用量大，他们的高密度脂蛋白胆固醇也比我们稍微高一些。

* 高密度脂蛋白胆固醇效率高才健康

我们需要高密度脂蛋白胆固醇并不是要数量多，而是要效率高，这样高密度脂蛋白胆固醇才能发挥功能和作用。低效率和不正常的高密度脂蛋白胆固醇，实际上对疾病的预防和控制没有带来益处。若血液里高密度脂蛋白胆固醇数值很高、数量很多，但并没有发挥相应的作用，没有及时清走血液里的垃圾，最终的结果就可能导致心肌梗死。因此，高密度脂蛋白胆固醇仅数量多还不行，效率高才是关键。

* 运动可以让血管"清道夫"出工又出力

运动可以促进肝脏合成高密度脂蛋白胆固醇，减少组装低密度脂蛋白胆固醇，还可以促进脂肪消耗，达到全面调节血脂的目的。运动不仅可以让高密度脂蛋白胆固醇升高 10% ～ 15%，还可以降低甘油三酯和低密度脂蛋白胆固醇，也就是能让"清道夫"出工又出力。每天运动 30 分钟以上，要以出汗为标准，心率达到最大心率的 70% ～ 80%。如果是游泳，需要稍微感到疲劳，消耗的热量要达到 1200 卡路里。每周保证三次运动才能达到调节血脂的效果。

* 豆类、菌类和鱼肉调脂好

为了能尽快让血脂恢复正常，小林特地上网查找资料，打算用科学的方法来调节。看到饮食调节上说要多吃蘑菇和豆制品，小林就尽量多吃这些，此外，他看到说多吃不饱和脂肪酸也是有好处的，就买来坚果配合吃。他的做法对不对呢？

专家提示

胆固醇分为动物胆固醇和植物胆固醇，大豆的胆固醇是植物胆固醇，肌体一般是不能吸收植物胆固醇的。胆固醇有 70% 是由肝脏合成的，还有 30% 是吸收的。这个时候虽然吃的胆固醇多一点，但如果豆制品吃得多的话，动物的胆固醇吸收就会下降，植物胆固醇会带动肌体把动物胆固醇一起代谢掉，这样是对肌体很有利的，会降低低密度脂蛋白胆固醇。医生比较推荐吃坚果、菌类，尤其是酱豆腐上红色的红曲，本身就可以轻度降低血脂。另外，鱼肉里面不饱和脂肪酸比较多，对血脂异常的平衡有帮助。有报道说，每星期吃四次以上的鱼，基本上就可以不需要鱼类提取的补充品了。

像花生、杏仁这些坚果以及菌类和含有不饱和脂肪酸的食物，都可以阻止低密度脂蛋白胆固醇的形成，帮助平衡血脂。

第三十章

读懂胆固醇

讲解人：霍勇、李建平

霍　勇　北京大学第一医院心血管内科主任、心脏中心主任、
　　　　主任医师

李建平　北京大学第一医院心血管内科副主任、主任医师

* 降低胆固醇可以预防动脉粥样硬化性心脏病吗？

* 日常生活中该如何降低胆固醇？

动脉粥样硬化性心脏病是血管内出现了粥样硬化斑块，而血液里的胆固醇尤其是低密度脂蛋白胆固醇更容易沉积到血管壁上，促进粥样硬化的发生和发展。血液中的胆固醇来源于何处？生活中我们该如何降低胆固醇，减少心肌梗死的发生？北京大学第一医院心血管内科主任、心脏中心主任、主任医师霍勇和心血管内科副主任、主任医师李建平为您解答。

* 心电图是确诊心肌梗死的主要手段

2008 年 9 月的一个清晨，53 岁的刑先生觉得胸口一阵剧痛，他觉得好像有人在抓他的胸口一样，一个小时后，不舒服的感觉再次向他袭来，他赶紧含了几片硝酸甘油，但这种疼痛并没有缓解，甚至蔓延到了整个肩膀，刑先生是个有小毛病不愿意进医院的人，但到了傍晚他却再也支持不住了，赶紧来到了医院，医生马上为刑先生做了心电图检查，可心电图刚做了一半，医生就意识到，

他的情况十分严重了。因为这时的他，已经出现了急性的心肌梗死。

专家提示

确诊心肌梗死查检的手段主要看心电图，心电图可以明显地显示心肌缺血，另外，在化验血时，如果显示心肌酶的指标过高，也可以确定出现心肌梗死。

医生针对刑先生的情况立即展开抢救，冠脉造影显示他的血管有多处堵塞，最严重的一根血管堵塞竟达到100%，最终，医生在他的右冠状动脉内植入一枚支架打通了血管，恢复了血管的血流。

* 降低胆固醇可预防动脉粥样硬化性心脏病

经过医生的救治，刑先生幸运地躲过了死神的威胁。经过医生的检查，发现刑先生患有高血压、高血糖、高血脂，这其中最严重的当属他的高血脂。医生给他开了一些药，但是刑先生拿着化验单却一脸的困惑，他想不明白，自己化验单上的血脂水平都在正常范围，怎么还需要服用降脂药物呢？

专家提示

这也是生活中许多冠心病患者都会遇到的问题，化验单上的血脂水平明明在正常范围之内，为什么还要服用降脂药呢？其实留心一下就会发现，医生开的都是他汀类的降脂药物，而这种降脂药的一个显著作用，就是会降低血液中的胆固醇，这里提到的胆固醇最主要的就是低密度脂蛋白胆固醇，而低密度脂蛋白胆固醇正是动脉粥样硬化的帮凶。

他汀类降脂药物只有极少数患者不适用，除去对他汀类药物过敏或者有严重的肝脏疾病还有部分肾功能不好的患者，95%以上的人都适用，并且能达到很好的降脂效果。

出现动脉粥样硬化就代表着血脂已经出现了问题，即使化验单上没有显示超标，但在患者能够耐受的情况下，也要使用他汀类的降脂药物来调节血脂。另外，在高血压患者中，同样的血压水平，用他汀类降脂药的人比不用他汀类降脂药的人犯心脏病的概率要小得多。

* 胆固醇从哪里来

刑先生平时没什么忌口，尤其喜欢吃肉，而且是越肥越好，并且餐餐有顿顿吃，不良的饮食习惯造成了他血脂偏高，那么他体内的胆固醇都是吃出来的吗？

专家提示

我们通常说的胆固醇在化验单上表现为四个指标，即总胆固醇、甘油三酯、高密度脂蛋白胆固醇和低密度脂蛋白胆固醇，总胆固醇包括高密度脂蛋白胆固醇和低密度脂蛋白胆固醇。高密度脂蛋白胆固醇对我们身体有益，可以帮把我们身体组织里不好的低密度脂蛋白胆固醇带回到肝脏进行代谢。对我们的身体危害最严重的就是低密度脂蛋白胆固醇。甘油三酯升高虽然也会引起心脑血管疾病的发生，但它对身体的影响并不像低密度脂蛋白胆固醇那样明显。我们体内的低密度脂蛋白胆固醇有两大来源：一是饮食，二是身体的自我代谢。随着年龄的增加，身体自我代谢情况会变得紊乱，人体里面实际上内部产生的胆固醇占大部分，这种自我合成的胆固醇只能通过药物调节，所以我们才要通过药物和饮食来共同调整。

我们体内的胆固醇有两个来源，饮食和代谢，所以控制饮食和服药要双管齐下，缺一不可。

* 日常饮食中如何降低胆固醇

日常生活中，患有冠心病、高血压或者血脂偏高的对于一般人来说，胆固醇中的甘油三酯过高与饮食和缺乏运动有着更为直接的关系，而一些外形苗条的人也会出现血脂异常则更多地与代谢相关，所以同样不能放松警惕。

患者应尽量减少食用高胆固醇食物。

高胆固醇食物包括动物内脏，蛋黄，鱼子，蟹黄，深海鱼类、贝类等；中等胆固醇食物包括草鱼，鲫鱼，鲢鱼，猪排，甲鱼，蟹肉等；低胆固醇食物包括瘦的猪、牛、羊肉，鸭肉，鲤鱼，鳗鱼，蔬菜，豆制品等。

像鸡蛋中的蛋黄属于高胆固醇食物，对于一些胆固醇偏高的人来说，一天一个鸡蛋显然是不合适的，应控制在一个星期3～4个为宜。从饮食角度，无论吃什么，只要多了一定会转化成脂肪，所以总量上一定要控制，不能过饱。除了量以外，还要注意饮食的科学性。一份健康的食谱一定是低热量、富含纤维素、低盐低胆固醇的。另外，对于体内多余的胆固醇，也可以通过增加运动强度的方式加强体内代谢。

第三十一章

调脂降糖保心安

讲解人：马长生
首都医科大学附属北京安贞医院心脏内科中心主任、主任医师

* 为什么超重肥胖的人更容易得高血压、高血脂和糖尿病？
* 心血管疾病患者出现不适时应该如何紧急救治？
* 应该怎样合理饮酒、平衡摄入油脂？

当身边亲朋好友突遇疾病时，我们应该怎样在第一时间伸出救援之手？哪些菜品更有助于降低血压、降低血脂？喜爱饮酒的人怎样做才能不伤害健康？首都医科大学附属北京安贞医院心脏内科中心主任、主任医师马长生为您解答。

* 超重肥胖的人更容易患高血压、高血脂和糖尿病

冠心病、脑卒中最爱找哪些人呢？专门爱找高血压、超重肥胖、糖尿病和抽烟的人。这四条中肥胖是一个很重要的因素，因为超重肥胖的人很容易得高血压、高血脂和糖尿病，这些因素之间也会互相影响。

怎样才算超重或肥胖呢？目前最常用的指标是体重指数（英文简写BMI）。按照体重的单位是公斤、身高的单位是米来计算，一个人的体重除以身高的平方，就是他的体重指数。当体重指数超过 24 时，是超重；当体重指数 ≥ 28 时，为肥胖。如果一个人的体重指数达到了超重

或肥胖的标准，他就需要到医院量血压，查血脂、血糖、尿酸等。因为这些人更容易有血压、血脂、血糖和尿酸等异常。

体重 100 公斤属于肥胖吗？我们首先要看他的身高如何。如果身高 1.8 米，他的体重指数是 30.86，属于肥胖；如果他的身高 2 米，那计算他的体重指数为 25，只属于超重。所以我们不能单单根据体重来判断一个人是否肥胖或超重。

* 早发现、早治疗　预防冠心病

一般人到中年心脏病的发病率就高起来。尤其是那些肥胖、不运动、大量抽烟、大量饮酒，又合并高血压、高血脂、糖尿病的人。

我们怎样才能早期发现冠心病呢？如正常的活动，如散步、跑步、爬山等运动或干体力活，以前都没事，而最近从事上述活动，感觉心口发憋、发闷、疼痛，同时嗓子发紧、下颌有紧缩疼痛感，休息三五分钟可以恢复正常。在继续活动中，又出现类似症状，就一定要警惕了，因为这就是典型的劳力性心绞痛症状。

出现这些情况，应该赶紧到医院去检查，以便及时治疗，避免病情加重，发生心肌梗死甚至是猝死。还有一种情况，总是在后半夜憋醒，觉得空气不够用，需要坐起来一会儿才能继续躺下睡觉，这也要及时到医院检查治疗。

* 心血管疾病患者急救常识

（1）可立即停止任何活动，卧床休息，如家中有氧气设施可自行吸氧。

（2)胸痛者可立即舌下含服硝酸甘油1片,如无缓解,可在 5 分钟后重复含服。连续含服 3 次，胸痛仍然未缓解时，应拨打 120 急救电话。

（3）高血压患者在情绪激动或劳累后突发头痛，多与血压突然升高有关。应自行测量血压，证实血压较高时，可舌下含服卡托普利降压，半小时后再次测量血压。

（4）高血压患者突发持续剧烈胸痛时，应警惕主动脉夹层可能，宜尽早通过专业急救车转运至医院就诊。

（5）心慌发作时，可以自摸脉搏、测量血压，很多电子血压计都可以显示心率。如果心率快，血压不低，可以舌下含服倍他乐克 12.5 毫克。如果突发心悸，心率快到每分钟 180 ～ 200 次，或者脉搏摸不清，患者自觉头晕、眼花、出虚汗，自测血压低到 90/60 毫米汞柱时，都应紧急就医。

其实不论什么样的症状，初次发作程度较重时，应紧急就诊。如果既往有类似发作，可以按照以往成功的缓解方式先自行处置；效果不佳时，应及时就诊。家属应做好病人看护、急救车联络等工作，切忌手忙脚乱、延误诊治时机。

* 怎样合理饮酒

有很充分的证据表明，适量饮酒比不饮酒的人患冠心病和冠心病死亡率确实有所下降。但大量饮酒肯定有损健康。为什么呢？因为长期大量饮酒，除了容易酒精依赖、造成戒酒困难，还容易引起胃炎、胃溃疡、肝硬化、中枢神经系统病变等。所以，倡导适度饮酒。

那怎样才算合理饮酒呢？对于白酒而言，低度白酒大概 2 两，高度的话不到 2 两，就不算多。对于葡萄酒，建议每天 300 ～ 400 克。通俗一点说，就是可以喝一瓶应该合理地饮酒。一次啤酒喝一瓶或者白酒 1～2 两或者红酒一大杯，女性应当减一半。

选择油要注意油商标上的比例标志。身体内摄入的油要平衡，每天摄入少量的油为好，有"三高"的人尽量少选择点心类食品。

啤酒，白酒 1～2 两，红酒一大杯，女性减半。

* 如何平衡身体摄入的油脂

我们常说的油有三种，分别是饱和脂肪酸、单不饱和脂肪酸和多不饱和脂肪酸。越是多不饱和脂肪酸，对健康越有利。动物油中含有大量的饱和脂肪酸，容易引起动脉硬化，因此早就不再用动物油炒菜了。

我们在超市选择食用油的时候，要选择脂肪酸配比合理的调和油。例如，饱和脂肪酸、单不饱和脂肪酸和多不饱和脂肪酸比例是 1∶1∶1。或者也可以这个月买葵花籽油，下个月选择一种豆油，交替使用，帮助我们达到脂肪酸的平衡。

除了各种脂肪酸的比例要适当以外，油的用量也需要控制。建议每天摄入量在 30 克左右。但还需要关注无形的油，就像高血压患者应该注意"隐形盐"一样。例如，无糖饼干，含油量就非常多，而且它所含的都是反式脂肪酸。反式脂肪酸由于损害身体健康而早已臭名昭著了。

第三十二章

保护血管要巧动

讲解人：吕树铮
首都医科大学附属北京安贞医院大内科主任、心脏内科中心
心内一科主任、主任医师

* 饮食和运动如何保持平衡？

* 冠心病患者最佳的运动方式是什么？

* 保护血管该如何运动？

　　阻击心血管疾病，除了合理的饮食，与运动的关系也非常密切。血管的保护与运动之间究竟有何联系？饮食和运动如何才能保持平衡？首都医科大学附属北京安贞医院大内科主任、心脏内科中心心内一科主任、主任医师吕树铮，为您做出独家精彩解答。

* 饮食热量要与身体所需热量相平衡

　　老刘患冠心病已经有三年时间了，患病以来他一直谨记医生的叮嘱：保持合理的饮食。以一天为例：早上一个鸡蛋，一碗粥，中午 10 个猪肉圆白菜馅的饺子，晚上一碗炸酱面。饭后，老刘也会在家楼下慢跑半个小时。老刘这样就达到了饮食和运动的平衡吗？

专家提示

　　老刘注意到不多吃，也运动，但饮食和运动是否真的合适，要看从事的运动是不是能把吃进身体的多余热量消耗掉。所以，要想达到饮食和运动的平衡，首先要

人体每日所需热量的具体计算方法：人体基础代谢所需的基本热量＋体力活动所需的热量＋消化食物所需的热量。

对一天摄入的食物热量有基本的概念。每人每天所需的热量包括三方面：一是人体基础代谢需要的基本热量，约 1000 大卡；二是体力活动所需要的基本热量；三是吃饭本身消耗的热量，包括咀嚼、吸收、代谢等。三者相加才是每个人一天所需要的总热量，用公式可以简单计算。女性每天所需的基本热量是体重乘以 9，男性是体重乘以 10，而消化食物所需要的热量，大概是食物热量的 10%，最后再加上体力活动所需要的热量，即得每人每天所需总热量。

根据自己每日饮食摄入的热量来计算今天应有多大运动量，从而有针对性地选择最佳运动方式。消耗热量非常有效的运动方式是：打太极拳、慢跑、散步和游泳。

* 常见的运动方式所消耗的热量

跳绳半小时，消耗 200 大卡，正好是 2 两饭的热量；慢跑比快走消耗的热量略多一些；老年人喜爱的健身操、跳舞，动作相对比较缓慢，消耗热量较少；游泳的消耗量最大，而且能保持运动协调，更重要的是对关节不造成任何损伤。如果老年人不能游泳，可以选择快走或健身操，做两个小时的健身操，相当于快走一个小时左右。

* 游泳减脂学问大

40 岁的老张去年冬天刚被确诊为冠心病心绞痛和高脂血症，大夫叮嘱他，今后一定不要做剧烈的运动，可以选择像快走、游泳这样的运动方式进行锻炼。于是老张为了自己的健康，从那时就开始坚持游泳，即使天气很冷，他也会坚持每天游上一个小时。老张的做法科学吗？

尽量不要冬泳，寒冷的空气和水温会刺激血管发生痉挛。游泳时间尽量不超一个小时，速度不要太快。

专家提示

游泳运动量比较大，心肺功能锻炼较多，又不损害关节。但是医生并不推荐游冬泳，因为冬天温差太大，冷水产生刺激容易使老年人的血管痉挛，造成脑卒中、心肌梗死等问题，此外，寒冷刺激也容易让关节发生问题，所以要做好充分的准备，防止肌肉、血管痉挛造成的危害。同时，游泳也要慢慢游，时间不宜过长。

* 心血管疾病患者忌爬山减脂

52岁的老郭患有多年的冠心病和高脂血症，合理饮食的同时一直坚持每天快走和慢跑进行锻炼。所以这么多年病情一直很稳定。近段时间天气转暖，朋友给老郭打电话，约他一起去爬山。老郭想了想，自己的病情一直都这么稳定，爬山应该不会有什么问题。于是答应了朋友的邀约。像老郭这样的心血管疾病患者，可以爬山吗？

专家提示

没有心脏病的患者可以爬山，但不主张有心脏病的患者爬山，爬山对心脏的负担过重，一旦出现问题很难抢救。应尽量采取一些温和的活动，可以根据自身情况选择慢跑、快走或慢走。要根据自身的能力、心功能情况而定，如果快走就犯心绞痛，那就最好不要快走。要循序渐进地增加活动，使心肺功能逐渐增强，肌肉不至于萎缩，同时让能量逐渐消耗。

高脂血症同时患有心血管疾病，不要爬山锻炼。

169

第三十三章

保护血管有"药典"

讲解人：吕树铮
首都医科大学附属北京安贞医院大内科主任、心脏内科中心
心内一科主任、主任医师

* 有心血管病家族史的年轻女性何时开始降脂？
* 阿司匹林和他汀类药物的作用是什么？
* 支架术后如何预防血栓？

针对心血管疾病的诸多危险因素，何时用药最有效？服用他汀类药物，又有哪些需要注意的问题？冠心病患者支架术后应该如何正确用药？首都医科大学附属北京安贞医院大内科主任、心脏内科中心心内一科主任、主任医师吕树铮，为您做出精彩解答。

* 有心血管病家族史的年轻女性应适时降脂

35岁的小王身体一直都没有出现过什么问题，这两天她无意当中看到一个健康节目，正在讲心血管疾病的危害，并提到了家族史这个危险因素。小王想到自己的父母都有高脂血症，这心里就有些不安。于是她开始考虑，是不是要服用药物来预防高脂血症的发生。那么像小王这样的情况，真的需要用药吗？

专家提示

在疾病的预防上，有一级预防和二级预防。一级预

防是疾病还没有发生，但是已经到了高发年龄，或者有家族史、有其他高危因素，如高脂血症、高血压、肥胖、吸烟等，需要采取预防措施。对于有心血管疾病家族史的人，如父母40岁之前就患心肌梗死去世，而且眼睛内眦有黄斑，这样的人二三十岁就有得动脉粥样硬化的风险，需要进行一级预防，服用降脂药、阿司匹林。雌激素对女性动脉粥样硬化有保护作用，人不胖但血脂比较高，这样吃降脂药不一定有好处。但是对于男性来说不一样，男性40岁以后，患动脉粥样硬化的概率明显增加，血脂高就应该适当地吃降脂药了。小王才35岁，又是女性，可以从改变健康生活方式的角度进行调节即可。

有家族史等高危因素，绝经期以前的女性可不用药。饮食运动的控制就可避免心血管疾病，有高危因素的男性，要遵医嘱服用阿司匹林预防心血管疾病。

* 阿司匹林存在一定副作用

60岁的老张服用阿司匹林预防心血管疾病，已经有一年的时间了。可是最近他用药之后身上总会有毛细血管出血，而且个别的部位还会长出紫斑。老张立即到医院进行了检查，医生在询问检查之后得出了结论，这与他长期服用阿司匹林有关系。这让老张很是丈二和尚摸不着头脑，那么这到底是怎么回事呢？

专家提示

服用阿司匹林很少会有不良反应，身上起瘀血斑、毛细血管扩张的情况非常少见。如果出现这种情况，可以到医院去化验一下血小板聚集率，如果特别高，可以减去一半的服用量。服用阿司匹林可能会引起消化性溃疡和出血问题。现在的阿司匹林多数都是肠溶剂或者控释剂，对胃黏膜的直接损害比较小。吸收以后，它的代谢产物前列环素又经过血液回到胃里，从胃里分泌出胃酸，可能会对肠胃有一定的刺激。至于饭前还是饭后、早上阿司匹林有一些消化性溃疡、哮喘、血尿酸增高、皮肤出现紫斑瘀血的副作用，出现了上述情况应及时到医院评估是否需停药或药物减量。

还是晚上服用都没问题，偶尔忘服一天也不要紧，因为血小板是从骨髓里产生的，阿司匹林服用以后，血小板生产出来就没有凝聚的功能。血小板的寿命是 7 ～ 14 天，所以说漏一天没关系，但要连着一周没服用就会失去效果。阿司匹林也会引起不良反应，主要是哮喘，但这部分人占极少数。另外，有痛风的患者不适合服用阿司匹林。还有人服用了阿司匹林以后，可能会有尿酸升高、大脚趾疼加重等症状，这类人也不适宜服用。

* 他汀类药物对心血管疾病的二级预防

高脂血症的治疗最基本的是要管住嘴和加强锻炼。如果通过行为改变血脂还降不下来就要用药。与血脂水平相关的最重要的一种物质叫低密度脂蛋白胆固醇，它要降到正常的低限。如果有糖尿病或者是有动脉粥样硬化疾病的人，应该把它降到正常值低限以下。降脂药目前用得最多的主要是他汀类药物，这一大类药都是用来降低低密度脂蛋白胆固醇的。服用他汀类药的最大好处是可以减少动脉粥样硬化性疾病的发生，如心肌梗死、脑卒中、下肢动脉硬化闭塞的概率都会减少。目前，他汀类药物更多的还是用在二级预防上。二级预防是患者已经患冠心病或者已经发生了心肌梗死，治疗后防止病情继续加重而用药进行预防。

他汀类药物对心血管疾病二级预防至关重要。

* 他汀类药物的服用方法

像辛伐他汀，推荐的用量是每天 40 毫克左右；阿托伐他汀，每天 1 ～ 2 片。他汀类药物尽可能在晚上服用，避免把白天多余的能量转化成脂肪。在二级预防中，因为动脉粥样硬化已经形成，他汀类药物的用量就要大一点，让血脂的化验值到正常值低限以下。用药量大以后，极少的人会发生转氨酶升高，这时不用害怕，这是药物作用的结果。因为脂肪形成是在肝脏转化的，把脂肪转换成糖、变成能量也是在肝脏，因此肝脏负担增加，转氨酶就要升高。患者不要认为刚高一点点，就害怕得肝炎，其实转氨酶升高和肝炎是两回事，只要停药转氨酶就会恢复正常。但要注意转氨酶升到正常值的3倍时需要停用。在服用时个别的患者也会引起骨骼肌的溶解，浑身肌肉疼，这时候就要注意了，应及时就诊。

* 支架术后药物抗栓至关重要

50岁的老李患冠心病多年，去年曾经发作了心肌梗死，接受了支架介入治疗，至今病情没有再发作过。于是他就把之前一直吃的所有药都给停了。可是老李怎么也没有想到，3个月过去了，他又因为心肌梗死住进了医院。

专家提示

支架毕竟是一个异物，放到血管里边，就会引起异物的排异反应和血栓，所以抗血栓治疗非常重要。放完支架之后，氯吡格雷和阿司匹林两个抗血栓药都要用，要连续服用一年以上。对于冠状动脉内放了支架的患者，如果要是氯吡格雷和阿司匹林不管用，那就会有生命危险。所以在患者病情比较复杂，要放很多个支架的情况下，需要先问医生吃药管用不管用、血小板聚集率能不能测量。如果没有问题，就可以做几个支架；如果不能测量并且是特别危险的病变，如左主干或者是三支血管同时放支架，那就尽量不做支架。

支架术后坚持服用阿司匹林、氯吡格雷非常关键。应在支架植入一年后到医院进行一次复查。

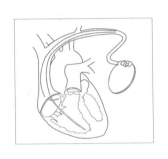

第三部分

心律失常、心力衰竭及瓣膜疾病

第三十四章

"异动" 的心

讲解人：杨跃进
中国医学科学院阜外医院副院长、心内科主任医师

* 什么是早搏？

* 严重的早搏是否能够根除？

* 怎样正确对待早搏？

心脏早搏的时候，是一种什么样的感觉？我们的身体会表现出一种什么样的症状？心脏早搏又会给我们带来什么危害呢？中国医学科学院阜外医院副院长、心内科主任医师杨跃进为您解答。

* 早搏即心脏提早搏动

早搏，顾名思义就是提早的心脏搏动，我们大家都知道，正常人的心脏搏动是为了泵血。心脏每一次搏动都是有规律的跳动，每跳动一次就会打 60 ～ 80 毫升血液，供心、脑、肾等全身器官使用。所谓心脏提早搏动，就是心脏每次规律性的搏动之前，提前跳动一下，把正常的心脏跳动扰乱了，患者会有心里"咯噔"一下的感觉，或者是像落空了一样。

* 心慌、气短是早搏的早期线索

静静今年 18 岁，她总是无缘无故地感觉到气短喘不过气，有时也会心慌、头晕，但没一会就又好了，她也

心脏跳动是有规律的,打破这种规律,心脏提前跳动的就是早搏。

就没有在意，但在一次学校体检的时候，她被查出患有早搏。她感觉到很诧异，自己早期的不舒服竟然是心脏早搏的表现。

专家提示

一旦三个早搏连在一起，就是心动过速，如果这种心动过速持续存在，就叫作持续性的心动过速，如果心动过速是间歇性的，出现三四个停下来，然后又出现，这就叫陈发性的心动过速。所以，像静静这样的情况，很可能不是单个早搏，而是早搏连发，或者是成对早搏，特别是短暂心动过速所产生的症状。

有心慌、头晕的症状说明早搏连发后，心脏不能有效地排血，不像正常人一样每一次打60～80毫升血液。出现早搏相当于心跳空跳一次，空跳是心脏打血很少，甚至几乎不打血，这就会导致大脑供血不足。大脑对缺血十分敏感，缺血后就会产生头晕、眼前发黑、乏力等症状。

早搏就是心脏犯"自由主义"，主要症状有心慌、胸闷、气短，严重时还会出现头晕的现象。

* 射频消融治疗可以根除严重性的早搏

不管是哪种类型的心脏病，只要导致患者突然晕倒，一定有其原因。主要原因就是心动过速，也就是心跳太快了，心脏连续好多次不打血，大脑一旦供血不足，就会产生心源性脑缺血发作综合征。假如当时推测就是短暂性心跳过速，或者比较长的连续十几跳的早搏产生的心动过速，患者就有可能产生抽缩、晕厥，甚至危及生命。这时医生会建议进行彻底的治疗。早搏的药物治疗是抑制心脏的异常兴奋，而射频消融治疗是要将一根管子穿到心脏当中，定位异常兴奋点，再把一个电极伸到异常兴奋点，利用电极放电把异常兴奋点摧毁，使心脏恢复正常跳动。

对于较轻的早搏可以不用理睬或者是服药治疗。严重的早搏需要把起搏点抑制掉，用射频消融这样的手术方法根除。

* 早搏的诱因和高危因素

导致早搏的原因分几方面：一从疾病的角度看，心力衰竭、心肌病、瓣膜病、冠心病、高血压、甲亢、内分泌疾病等都可能是早搏发生的原因。二从原理上看，凡是使心室扩大、心房扩大或者压力增加的因素，都会诱发早搏。三有很多患者的早搏往往找不到原因，但是从医生的专业角度分析，早搏的患者未来会有患其他心脏病的风险，很可能早搏只是心脏病的轻微表现，这也是医生们正在思考的问题。

甲亢、甲减、高血压、冠心病、肺心病、心肌病等，都是早搏的高危因素。感冒、工作压力大、经常熬夜、吸烟饮酒、情绪激动等是早搏的诱因。

* 正确对待早搏

早搏患者需要进行 24 小时监测，记录总心跳次数、早搏次数、最快心跳、最慢心跳、心房早搏次数、心室早搏次数等。医生根据监测结果来判断病情，病情较轻的患者调节作息及生活规律即可，并不需要特殊的治疗。

如果需要用药治疗，尤其像心率平这样的药，一定要在医生的指导下服用，有些患者对药物作用敏感，正常患者一次 2～3 片，一天 3 次是没有问题的。但是对 5% 的患者来说，这样的药量过多。

第三十五章

"爱哆嗦"的心

讲解人：杨跃进
中国医学科学院阜外医院副院长、心内科主任医师

* 什么是房颤？
* 什么人容易出现房颤？
* 房颤会带来哪些危害？

心脏就像是汽车的发动机，但凡出现了任何故障都会影响到整台汽车的上路运行。如果汽车发动机总是哆嗦，您还敢开着它上路吗？中国医学科学院阜外医院副院长、心内科主任医师杨跃进来为您介绍这颗"爱哆嗦"的心。

* 感受房颤

所谓房颤，即心房纤维颤动的简称，纤维颤动指心电图上表现出来的纤维颤动，发病位置位于心房，表

现为心房的快速抖动。正常的心室率大概为每分钟60～100次，但是心房纤维颤动的频率会达到每分钟250～300次，远高于正常的心室率。此外，从症状上看，心房纤维颤动的患者容易表现出多汗、心慌、乏力

房颤就是心房的纤维颤抖，它的症状表现为心跳不仅跳得特别快而且没有规律，容易出汗、心慌、乏力、运动耐力低、面色苍白、头晕等。

等症状，在运动时，耐力下降、面色苍白，而且易头晕。

* 老年人是房颤的高发人群

老年人的心肌相对年轻的时候更硬一些，不那么柔和。就像橡皮筋一样，新橡皮筋拉起来弹性很好，但拉时间长了就容易发生老化。心脏也有老化过程，这就是为什么老年人更容易发生房颤的原因。心室僵硬度增加，血回到心室以后就不容易挤出，心房的压力必然会增大，如此一来心房就胀大了。高血压更是这样，高血压直接影响心肌的僵硬度。高血压时间长了，心肌本身就会越来越硬。此外，还有一些其他疾病也容易引起房颤。冠心病本身会导致缺血，这样就会容易引起房颤。糖尿病如果患病时间增加，也容易引起房颤。糖尿病引起的房颤，一方面可能通过冠心病引起，也可能通过其他合并症，还有一种可能性是由于糖尿病引起心房本身的病变进而产生的房颤。此外，心力衰竭、风湿性瓣膜病也会导致心房压力增高，容易引起房颤。

> 过度劳累、年龄大、高血压、冠心病、糖尿病、心力衰竭以及风湿性瓣膜病等都是导致房颤的高危因素。

* 房颤危害不容忽视

房颤易引起以下几种危害：

（1）房颤容易引起心力衰竭。

（2）一旦心房里面不规律的颤动达到每分钟350次时，心房里面的血液流动就会不规律，血液淤积就会容易产生血栓。一旦血栓脱落后进入血管，就容易随血液流动，引起脑卒中。

（3）房颤的持续是有间隙的，如果间隙较短，一会儿就恢复正常，恢复的过程中心脏有个适应过程，不会产生惰性；如果间隙较长，患者可能会晕倒，晕倒后就

> 房颤的三个危害是突发晕倒、心力衰竭和脑栓塞。

可能会导致外伤等危险的情况。

* 房颤有多种治疗方法

房颤的治疗方法有
服药控制、射频消融、
电复律三种，射频
消融对 60% ~ 80%
的人有效，电复律适
用于房颤较严重的
患者。

房颤情况较轻的患者可以通过服药控制，主要是应用抗栓药华法林，预防发生血栓造成脑卒中。另外，房颤的治疗方法之一是射频消融，该技术已经在国内发展十多年，比较成熟，对 60% ~ 80% 的患者有效，但有 20% ~ 30% 的复发率。房颤情况较重的患者需要电复律，这类患者发病时心跳会达到每分钟 200 次。当患者发病时，首先要到急诊室进行治疗，由于心跳速度过快患者会非常难受，表现为脸色苍白、出汗、无法站立、血压偏低，用药难以控制。在治疗时关键要看血压的状况，如果到医院后血压降低到 80/50 毫米汞柱，甚至到了 70/50 毫米汞柱，就必须进行电复律。就好像计算机重启一样，让心脏恢复正常的跳动节律。

* 有出血症状的患者不适合用华法林

有凝血功能障碍伴
出血倾向、肝肾功
能损害、严重高血
压、活动性溃疡、
外伤、近期手术及
高龄的患者要慎用
华法林。

房颤患者如果同时患有血液病，如出现凝血功能异常等，或者有脑出血、消化道出血或者胃溃疡出血的患者，都不适合使用华法林。如果身上有磕碰的伤口，或者最近需要进行手术，也不能使用华法林。另外，血压高也是使用华法林的一个禁忌，一定要把血压控制好后再用。

第三十六章

忐忑的心

讲解人：马长生
首都医科大学附属北京安贞医院心脏内科中心主任、主任医师

* 房颤的症状有哪些？

* 治疗房颤有什么办法？

* 房颤的发生与哪些因素有关？

"忐忑"形容人心神不定、惶惶不安。当心脏真的"忐忑"的时候，我们的机体遭受着怎样的疾病？疾病背后的原因到底是什么？首都医科大学附属北京安贞医院心脏内科中心主任、主任医师马长生为您讲解。

* 心慌、胸闷是房颤的症状

78岁的杨女士，在女儿的陪伴下生活过得简单而充实。但是在2010年10月的一天，她突然感到心慌、胸闷，时重时轻，好几个小时都没有好转。来到医院后，接诊的医生立即为她做了全面检查，并没有发现什么异常。观察了几天，没有再出现异常症状的杨女士就以为彻底没事了。没想到四天以后，杨女士又出现了不舒服，她只得再次来到医院就诊。经过动态心电图的检查发现杨女士患上了房颤，而且是阵发性房颤。

专家提示

房颤发作时，心跳很快，可以达到每分钟130～150次。由于心律绝对不齐，时快时慢，让人非常难受。有

些人发作时间短，几分钟就可以终止，有些人则需数小时甚至数天才能终止。

什么是房颤呢？心房以一分钟300～500次的频率快速跳动，这种现象就称为房颤。房颤一旦出现，会使整个心脏都完全不规则地跳动。这时，左心房侧壁向外突出的左心耳中的血流极其缓慢，特别容易形成血栓。血栓一旦脱落，栓子就会沿着动脉跑到全身各处造成栓塞，最严重的造成脑栓塞。

心悸发作的时候，可以通过心电图来判断是否患有房颤。

*治疗房颤可做导管射频消融术

在确定杨女士的症状是由阵发房颤引起后，考虑她发病时的症状比较重，综合各项因素，最后决定为她进行导管消融，彻底治愈她的房颤。2010年12月5日，杨女士被推进了导管室。几个小时后，手术顺利完成。三天后，杨女士便痊愈出院。经过术后检查随访的结果显示，杨女士的房颤问题被一次性彻底解决。从此她的心再也不"忐忑"了！

专家提示

治疗杨女士房颤的手段称为导管射频消融术。导管射频消融术和放支架相似，都是通过穿刺血管，把导管插入心脏相应部位。治疗房颤的消融是在肺静脉外边放电，一点一点打成一个圈，把房颤起源的肺静脉和左心房隔离，我们叫作电隔离。换句话说，就是不改变其内部结构，只是实现了电隔离，房颤就不会再发生了。

*坚持运动是治疗房颤的好方法

所有老年人，只要还能够运动，都应该尽可能多运动，除非处于心肌梗死急性期或进行了腹部手术等极特殊情况。我们称为运动处方的第一个原则就是尽量运动；第二个原则是制定健康的运动计划。目前，对于所有心脏病，都可以有具体的运动建议。对于杨女士而言，我们建议她出院后继续坚持原来的所有活动，一点都不要减少。

* 药物治疗房颤的效果不佳

治疗房颤的药物有效，但没有特效。所以房颤的药物治疗通常是"一半一半"，即一半患者吃完有用，一半患者吃完没用。

我们知道，为了预防血栓形成，老年人一般会服用阿司匹林。像杨女士这样，78 岁的老人，有高血压，有阵发房颤，吃阿司匹林就没有用。她必须服用作用更强的专门的抗凝药。华法林就属于这类药中最便宜的一种，但大家重视程度不够。杨女士每年发生脑卒中的风险是 7% 左右。如果服用阿司匹林，这种风险会从 7% 变成 6%。如果服用华法林等抗凝药，脑卒中风险就可以从 7% 降至 2%，可见抗凝药有多重要。房颤患者服用抗凝药物华法林需要在医生的指导下进行。

治疗房颤的抗心律失常药物不一定对所有患者都有效，且伴随着比较大的副作用。因此对于药物治疗无效的患者应及时停药，采取其他的治疗方法。

* 房颤的发病原因跟年龄增长有关

房颤的发病主要和年龄增长有关，人越老越容易发生房颤。随着年龄的增加，患房颤的概率会越来越高。另外，高血压和心脏疾病也是导致房颤的重要原因。

第三十七章

房颤：寂静的杀手

讲解人：马长生
首都医科大学附属北京安贞医院心脏内科中心主任、主任医师

* 心电图能否查出房颤？
* 房颤对人最大的危害是什么？
* 房颤又能否根治？

有的年轻人在描述自己心脏难受时会说，"我感觉心慌，心脏好像跳到了嗓子眼，紧接着又空一下，很难受"或者"有时我会胸闷，不由得咳嗽一声就好了，我是不是得了心脏病？"相反，一些上了年纪的人明明心电图查出了心律不齐（比如房颤），却因为没有任何不舒服而断定"不难受就说明我的心脏没问题！"有症状就意味着病情严重吗？没有症状就真的可以高枕无忧吗？房颤容易引起血栓栓塞性疾病，最严重的是脑栓塞。轻者导致嘴歪眼斜，严重的导致偏瘫甚至死亡。那么，到底该怎样治疗房颤呢？长期服用华法林可以吗？首都医科大学附属北京安贞医院心脏内科中心主任、主任医师马长生教授为您解答。

* 心房毫无规律地快速跳动就是房颤

人的心脏有左、右心房和左、右心室四个腔，当心房一分钟快速跳动 300～500 次时，就发生了房颤。房颤一旦出现，会使整个心脏都完全不规则地跳动。

所谓的"心慌"或"心悸"，大多是由于心脏的不规则跳动所造成。年轻人偶然出现的心慌、心悸或胸闷大多是早搏而不是房颤。早搏大多为良性，与情绪波动、睡眠不足、劳累或大量饮用咖啡等兴奋性饮料有关，经过心情调整或休息多可以缓解，不是心脏的器质性疾病。

房颤极少在年轻人中出现，大多发生在中老年人身上。随着年龄的增加，房颤的发生率逐渐增高。例如在 50～59 岁的中年人中，每 200 个人里可能有 1 个发生房颤；在 80 岁以上的老年人中，每 200 个人里就有 18 个人发生房颤。

* 房颤患者可以没有任何症状

老王退休后身体一直不错，可是最近一次体检心电图显示房颤，这让老王感觉很意外。因为他平时吃饭、睡觉、买菜、锻炼时从来没有什么不舒服。一些患者像老王一样，只有在体检时发现有房颤。但这些没有症状的房颤患者只占一小部分。

专家提示

大多数房颤患者在日常生活中会感到心慌、气短、胸闷。一些阵发房颤的患者在房颤发作时，会感觉心慌、乏力、尿频，甚至胸痛、喘憋等症状，需要及时就诊。

* 心电图能否查出房颤

很多人都有疑问，如果去医院做一份心电图，能否查出房颤？事实上，心电图可以查出房颤，但这是有条件的。

持续房颤的患者，心电图可以给出明确诊断。阵发房颤的患者在房颤不发作时，心电图可以是完全正常的；只有在房颤发作时做心电图才能被发现。对于频繁心悸、但多次心电图都无法明确诊断的患者，可以做 24 小时动态心电图，也就是 holter 来确诊。

心脏超声可以评估心房的大小，是否合并心室肥厚或瓣膜异常以及左心功能等情况，有助于评估房颤的原因和预后。但对于房颤的诊断而言，心电图是最基本，也是最重要的检查。

*房颤容易引起的严重疾病

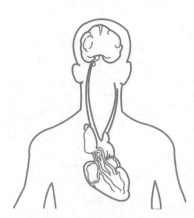

左心房侧壁有一个向外突出的小腔叫左心耳，左心耳中的血流速度相对较慢。前面提过，房颤发生时，心房以每分钟 300 ～ 500 次的频率在颤动。这时，左心耳的血流进一步减慢，甚至瘀滞，就特别容易形成血栓。血栓小的两毫米、大的可以像蛋黄，一旦脱落，栓子就沿着动脉跑到全身各处造成栓塞。

最常见也最严重的是脑栓塞，也就是血栓跑到了脑子里的血管，造成堵塞。脑栓塞发生时，患者会出现和脑梗一样的症状。轻者嘴歪眼斜，但几天或一个星期可以恢复；严重的造成偏瘫、失语，留下后遗症，甚至终生卧床不起。有些患者不及时治疗，一次大面积脑栓塞或者反复多次脑栓塞，就会有生命危险。

哪些房颤患者更容易发生脑栓塞呢？女性、高龄、高血压、糖尿病、心力衰竭等患者都容易发生脑栓塞。

我们有一个量化评估房颤患者发生栓塞风险的方法，叫 CHADS2 积分。如果有房颤又有心力衰竭（英文首字母是 C），积 1 分；合并高血压（英文首字母是 H），积 1 分；年龄（英文首字母是 A）大于等于 75 岁，积 1 分；糖尿病（英文首字母是 D），积 1 分；如果房颤患者，过去曾经有过一过性脑缺血发作或脑栓塞，就称为脑卒中（英文首字母是 S），提示未来发生脑栓塞的风险更高，积 2 分。这种积分方法最高分是 6 分。如果一个人大于 75 岁，有心力衰竭、高血压、糖尿病，发生过脑卒中，就积 6 分。6 分意味着什么呢？意味着从现在开始每年发生脑栓塞的可能性达到 18%。

* 房颤需要按时遵医嘱服药或手术治疗

张大妈是个阵发房颤患者，一天夜里她突然发生心慌、气短，自摸脉搏完全没有规律，凭经验她知道是老毛病又犯了。虽然过了大约半小时就好了，但张大妈还是觉得非常害怕，连夜打电话给儿女去看了急诊。同样患有房颤的老王恰恰相反，虽然 60 多岁就合并高血压、糖尿病很多年，却是个十足的乐天派。他每次房颤发作都会忍一忍，扛几个小时就好了，最长一次竟然忍了 5 天！老王认为这种病不像血管堵了那么严重，也要不了命，所以该吃吃、该玩玩，从不把病放在心上。

专家提示

这两种对待房颤的态度，到底哪一个比较可取呢？事实上，两种态度都不可取。案例里的老王，60 多岁，有高血压、糖尿病，CHADS2 积分为 2 分。他得脑栓塞的概率是每年 4% ~ 5%。那么他需要怎么办呢？首先，老王一定要去看医生；其次，一定要服用预防血栓栓塞的药物，或者干脆做微创介入手术把房颤治好。案例中的张大妈，她总是一犯病就要看急诊，不管春秋冬夏。其实，很多时候她到急诊之前心慌症状就已经完全好了，所以即便到了急诊，医生也没有什么特殊处理。考虑到房颤发作，除了心脏跳得难受、跳得发慌，大多数情况下没有太大危险。而且快则数分钟、慢则数小时多半患者的症状就能缓解，所以如果有经验的话就不用老是半夜去医院。等到工作日，方便的时候再去找医生，让医生根据病情特点，制定一个周密而系统的治疗方案。

* 服用华法林要因人而异

老王65岁，患高血压、糖尿病多年，是个阵发房颤的患者。最近，他在网上看到一种药叫华法林，具有很强的防治血栓的功效，但又听说吃多了容易出血，就有点拿不定主意。那么，他到底该不该吃华法林呢？

专家提示

华法林是一种抗凝药，作用是让血液不容易凝固，也就是不容易形成血栓。什么样的患者需要服用华法林？具体情况需要具体分析。

阿司匹林大家都已经非常熟悉了，所有冠心病患者都应该服用，但对华法林却很不熟悉。对于房颤患者而言，华法林可以使其脑栓塞风险降低62%，阿司匹林只能降低22%。这样一对比，大家就理解为什么房颤患者要服用华法林了。因为华法林可以减少房颤患者脑栓塞的发生，但是它也会增加出血风险。服用华法林的患者刷牙时出血是很常见的，尤其患有牙周疾病时。一旦遇到车祸等外伤，华法林可能会造成大出血。所以，在服用华法林之前，需要权衡一下利弊。大量研究证明，虽然华法林可能使房颤患者的出血风险增加，但它可以使栓塞风险降低一半以上。如果我们谨遵医嘱、在专业人员的指导下做到严密随访，出血的风险也未必增加太多。这样一来，服药还是很合算的。

根据 CHADS2 积分，刚才提到的老王，CHADS2 积分大于等于 2 分，每年卒中的风险在 5% 以上，就应该在严密监测下服用华法林。

如果服用华法林，那就需要经常抽血化验 INR 这个反映华法林抗凝强度的指标。早期，可能需要 1 周甚至 3 天抽一次血；后期，当 INR 波动不大、患者也掌握了适合自己的常用剂量时，就可以每月抽血化验一次。对于大多数人而言，INR 的目标值是 2.0 ～ 3.0。对于出血风险较高的人，如高龄、低体重或合并肝肾功能不全的患者，可以适当降低抗凝强度，如把 INR 控制到 2.0 左右。出血的发生主要是在第一年，第二年之后就慢慢减少了。如果新近有大出血史或对华法林过敏，不论该患者血栓栓塞的风险有多高，也不适合服用华法林抗凝。

服用华法林都有哪些注意事项呢？

服用华法林期间需要通过监测 INR 来调整剂量，使其达到适宜的抗凝效果。但 INR 这个指标，会受很多因素的影响。

很多绿叶蔬菜，例如大量进食香菜可能会降低华法林的抗凝强度。另外香蕉等水果也有一些影响。不少药物，如抗菌素或止痛剂等都会影响华法林的抗凝作用。

我们该怎样注意呢？其实，房颤患者大多为中老年人，比较规律、种类相对固定的饮食一般对于华法林的影响较小，因而不用过分担心。只要患者保持良好的饮食习惯，坚持每个月都去抽血化验，同时关注出血情况，就可以长期维持 INR 的相对稳定。即便季节交替或者某一时段进食生冷蔬菜水果较多，造成 INR 轻微波动，只要我们缩短抽血化验间隔并监测出血情况，就不至于出现严重的出血事件。

当服用华法林的患者外出旅游时，旅途劳顿加上饮食习惯的改变可能影响华法林的抗凝作用。如果再遇到伤风感冒或腹泻、发热等，机体状况的变化加上合并用药的增加就可能造成 INR 的大幅波动。这时，我们要严密观察皮肤黏膜的出血情况，并缩短 INR 化验间隔。在异地就医时，记得提醒不熟悉自己的医生，告知他自己正在服用华法林，请他关注药物间的相互作用。尤其当患者发生脑供血不足时，很多患者喜欢用一些"活血药"。这些药物大多会增加华法林的出血风险，应在严密监测下谨慎使用。

＊ 抗心律失常药治疗房颤效果不明显

阵发房颤患者即便不吃药也有33% ～ 35% 的人没有症状。我们常说，房颤药物治疗的有效率为50% ～ 60%，其中就包括了不用药物也不发作的那35%。这说明什么呢？也就是说，房颤患者服用抗心律失常药物的作用有限，有的药物副作用还很大，所以我们可以采用微创的介入手段根治房颤，恢复正常的窦性节律。

＊ 根治房颤的手段——导管射频消融和外科手术治疗

根治房颤的手段有两种类型：一种是由内科医生来做的，叫导管射频消融治疗，就像心内科医生做冠状动脉造影或支架一样，是微创的，无须开刀；另一种是由外科医生来做的，需要开刀做手术。

导管射频消融和心脏支架相似，都属于心脏病的介入治疗。是指在大腿根部和锁骨下的血管穿刺，放入血管鞘。再经过空心的鞘管，把消融导管放到心脏血管里，然后在特定区域放电进行治疗。治疗结束后，消融导管被撤出体外。导管射频消融治疗创伤小、恢复快，住院时间短，有些患者今天做手术明天就可以出院。

外科手术虽然效果不差于导管射频消融，但需要开刀，创伤比较大、恢复周期长。因此，通常优先选择导管射频消融治疗。对于原本就需要进行开胸心脏手术，如瓣膜置换或搭桥手术等的房颤患者，可以在换瓣或搭桥的同时进行房颤手术。

房颤的发生机制很复杂，大概30%的患者需要做第二次导管射频消融，甚至第三次。如果第一次消融的成功率只有70%左右，那么随后的治疗可以使成功率提高到80%，甚至90%。90%的成功率对于阵发房颤而言，就意味着房颤极少会复发，患者不用太担心反复出现的心慌症状，更不用太担心脑栓塞的危险，所以好处很多。如果是慢性持续房颤，那么患者每一分钟都有血栓栓塞的风险。如果导管射频消融平均做两次，成功率可能达到70%～80%。

张大妈听说导管射频消融是治愈房颤的有效方法，她想去做，子女也很支持。但就不知道眼看奔70岁的人还能不能做导管射频消融？

专家提示

69岁的张大妈是阵发房颤，近期反复发作，心悸症状明显，非常适合做导管射频消融。一般来说，国际上普遍认为75岁以下的房颤患者接受导管射频消融相对安全。实际上，在国内外各大有经验的房颤中心，对于适合导管射频消融的年龄并没有严格限制，大到85岁、90岁，小到十几岁都可以做。决定一个房颤患者是否适合导管射频消融的要点在于他的发作是否严重以及消融为其带来的好处大不大。可以看出，导管射频消融的安全性几乎不受年龄的影响。

第三十八章

关严心脏的"阀门"

讲解人：孙立忠
首都医科大学附属北京安贞医院院长助理、心脏外科中心主任、主任医师、心脏外科特需医疗科主任

* 主动脉瓣的疾病跟什么因素有关？
* 风湿性心脏病是哪里出了问题？
* 心脏瓣膜疾病有哪些症状？

这是一种退行性疾病，每个人都逃不过；这是一种可怕的疾病，常常使患者如遇梦魇。瓣膜老化无法避免，高危患者如何未雨绸缪？首都医科大学附属北京安贞医院院长助理、心脏外科中心主任、主任医师、心脏外科特需医疗科主任孙立忠为您解答。

* 高血压导致的主动脉瓣关闭不全

这天晚上韩先生遇到了一件奇怪的事，他在睡觉时，突然被自己心脏发出的声音给吵醒了。一连几个晚上都出现了这种情况，韩先生感到很害怕，于是赶忙来到了医院，医生经过检查后发现，这种声音来自主动脉瓣关闭不全。

专家提示

心脏是一个泵血的脏器，心脏里有四组瓣膜，二尖瓣和三尖瓣是防止血流从心室到心房反流的。主动脉瓣是从左心室把血打出去，血流进入主动脉以后，防止主动

脉的血流反流到左心室。瓣膜本身是一个非常薄的结构，但是它很结实，能够承受血流的压力，不至于让血反流。

长期的高血压，不但让我们的血管壁承受压力，也让瓣膜承受压力。举个简单的例子，就像家里的门一样，门就相当于瓣膜，每天轻拿轻放，轻轻地开轻轻地关，门可能使20年没问题，但是每天生气，每天摔门，这个门可能十年就坏了。

瓣膜承受不了压力，出现了主动脉瓣的关闭不严，血流就从主动脉到左心室来回走，血液一旦出现不正常的流动，就会产生杂音。这位患者听到的声音在临床上叫海鸥鸣，像海鸥叫的声音。患者本人之所以能听得到，是因为它的传导是通过身体传导，医生要想听到它，要么通过听诊器，要么通过其他仪器。

* 每个老人都要面对的问题——心脏瓣膜退行性病变

老年人随着年龄的增加，身体里的任何脏器都会发生退化，最常见的就是耳聋、眼花、头发白，这个大家都能够体会得到，随着年龄的增加，这些表现最为明显，这都是我们身体脏器功能退化的表现。但是出现瓣膜问题的机会并不是很高，瓣膜出问题也是因为长期主动脉瓣超负荷工作以后，功能下降了，结构不结实造成的。

* 从外观看心脏问题

从外观上看，主动脉瓣问题不太容易看出来，但二尖瓣能看出来。比如二尖瓣狭窄，就是瓣口面积低于正常值，严重者能够在面部表情上、面色上看得出来。许多病没有发展到一定程度是看不出来的，比如主动脉瓣

高血压对心脏瓣膜的冲击可以导致瓣膜的关闭不全，心脏杂音就是瓣膜关闭不全的信号，有这种症状要尽快去医院检查。

的疾病，有了心力衰竭以后，就很容易看得出来，一上来就喘，如果用肉眼能够看得出来的，那都是非常严重的情况。

随着年龄的增长，各个脏器都可能有问题，主动脉瓣是心脏里随着年龄增长受到损害最明显的一个瓣膜。随着年龄的增长就要警惕自己是不是有这个问题。尤其是有了呼吸困难，经常出现心律不齐、心慌，原来一口气能上三楼，现在一口气上不了三楼了，上二楼，甚至刚一上楼就开始喘了，那就要警惕心脏或者肺脏出了问题。

* 最常见的心脏瓣膜病——风湿性心脏病

刘女士告诉医生，近20年来她经常感到身体乏力，爬楼困难，还总是被感冒困扰，不仅容易感冒，而且每次感冒都要经过一个多月的输液治疗才能康复。除此之外，感冒的时候极其痛苦，不仅痰多，胸口也经常疼痛。医生给她做了超声检查后发现，她患上了风湿性心脏病。

专家提示

风湿性心脏病的全称叫慢性风湿性瓣膜病，就是心脏里的四组膜瓣样的东西出了问题，它是防止血液反流，使血液能够沿着一个方向行走的一个门样的结构。导致风湿性心脏病的原因是风湿性感染。

这种感染是一种链球菌感染，链球菌感染最常见的部位是小孩子得的扁桃体炎。长期得扁桃体炎就容易产生风湿性心脏病。链球菌感染以后，身体里会产生一种抗体，这种抗体会对心脏里的结缔组织也产生免疫反应，最直接受影响的就是心脏瓣膜。瓣膜受了影响以后，它的结构发生变化了，增厚、粘连，就不能正常地开放和关闭。

心脏瓣膜的退行病变是难以避免的，如果您的年龄超过60岁，若出现明显的心慌、呼吸困难，应该立即到医院就医。通过简单的心脏超声检查，就能查出是否患有瓣膜病。

风湿性心脏病的形成和链球菌的感染有关，因此，年轻时患扁桃体炎不要大意，要及时治疗，避免发生心脏瓣膜病。

* 心脏瓣膜病需要及时治疗

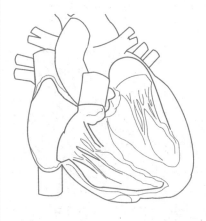

我国心血管手术里比例最高的是先天性心脏病，第二位就是瓣膜病，当然还有很多人没有做手术，就是因为很多老年人有了病变不去治，怕做手术有危险。但如果一直不做手术，慢慢就会出现心力衰竭，一旦到了心力衰竭的程度，药物治疗就很难发挥作用了。

心力衰竭最常见的表现就是活动耐力下降，最重的时候走平路都有困难，这样的情况就说明心脏病已经发展到了晚期。所以往往在心功能二级的时候，上一楼二楼还没有太大困难的时候就要考虑手术，这时候做手术安全度是很高的，差不多98%的病人都能够生存下来，并且长期效果很好，所以大家不要有顾虑，有病不怕，及时发现、及时治疗。

心脏瓣膜病严重时会导致心力衰竭，所以，当医生建议手术时一定别拖延，目前手术的安全度和成功率都很高。

第三十九章

意想不到的"心事"

讲解人：张健
中国医学科学院阜外医院心力衰竭中心常务副主任、心力衰竭监护病房主任、主任医师

* 咳嗽和心力衰竭有什么关系？

* 心力衰竭可以逆转吗？

* 导致心力衰竭的元凶是谁？

* 如何提高心功能？

心脏是人体的发动机，如果心脏功能出现问题，那么生命就会危在旦夕。心力衰竭就是心脏功能衰退的终末阶段。那么到底是什么原因使心脏走向心力衰竭？心力衰竭是否可以逆转？我们又该如何提高心功能呢？中国医学科学院阜外医院心力衰竭中心常务副主任、心力衰竭监护病房主任、主任医师张健为您解答。

* 咳嗽可能是心力衰竭引发的

一天中午，于先生刚吃完午饭本来打算午休一下，可是胸口却传来一阵阵的憋闷，紧接着他开始不受控制地咳嗽起来，难道是气管出了问题吗？他赶忙找来止咳糖浆喝了下去。但是一点都不见起色。而且于先生还总是憋闷，出门遛弯走不到 100 米就已经气喘吁吁。就这样持续咳嗽了一个月，万般无奈之下，他才来到了医院，接诊的医生在了解了他的情况后，认为他所表现的症状

并不是哮喘，而是心力衰竭。

专家提示

比较严重的心力衰竭患者一般都会伴发咳嗽，主要是由于肺部瘀血刺激气管而产生的症状。心功能衰竭的时候，心脏结构会发生改变，左心房会变大而心肌变薄，失去应有的收缩能力。这样在往外射血的时候，就打不出去了，就会有一部分血瘀在肺里面，导致水肿和血液渗出，从而引发咳嗽。尤其是在晚上睡觉时，严重的稍微一活动，就会渗出，导致咳嗽、气短、呼吸困难，而且还会导致患者出现非常明显的乏力。

* 心力衰竭也分轻重

于先生的咳嗽原来是心力衰竭导致的。由于他心力衰竭之后没有尽早检查治疗，延误了很长时间，他的情况并不乐观，到医院时，已经出现了严重的呼吸困难，结合检查结果，医生判断他的心力衰竭已经到了三级，这意味着他已经出现了重度心力衰竭。那么心力衰竭是怎么评级的呢？相应地又会出现哪些症状呢？心力衰竭已经到达三级，还可以逆转吗？

专家提示

心力衰竭一般在临床治疗中分为四个级别。一级主要是指心脏功能，就是患者已经出现心脏功能衰竭的病了，但是还没有出现明显的症状。二级是患者一般的日常活动还可以进行，但是活动量稍微加重一点，就会感到气短、咳嗽等症状。三级是患者稍微活动一下就会出现明显的胸闷、气短、咳嗽，需要坐下来才能减轻。四级的患者往往是坐着都会感到呼吸带喘。

部分患者的心力衰竭是可逆的。通过良好的治疗，大多数患者能得到非常好的缓解，延长寿命，提高生活质量。有的患者还能够完全恢复正常。

* 心力衰竭是可以治疗的

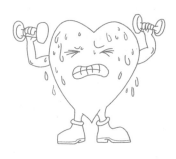

医生判断于先生的心力衰竭已经到了三级，这意味着他已经出现了重度心力衰竭，像于先生这样的患者生存的机会只有一半。因此，医生马上为他采取了急救。40天后，于先生各项指标终于基本恢复了正常。心力衰竭也是可以治疗的，那么心力衰竭都有哪些治疗方法呢？

专家提示

目前心力衰竭的治疗主要有药物治疗和非药物治疗两种。非药物治疗中包括两个方面：

（1）安装心脏起搏器。起搏器主要有两种：一是三腔起搏器。学名CRT（心脏再同步化治疗起搏器）。用起搏器人为地给心脏一个刺激，使心脏的跳动能够同步起来，改善心功能状态的情况。二是除颤起搏器。学名叫ICD（埋藏式心脏自动除颤器）。心力衰竭患者容易发生恶性心律失常，安置ICD使患者出现危机的时候电击一下，让心跳恢复正常。我们把这两个结合在一起做成一个起搏器，叫CRTD（心脏再同步化治疗及埋藏式心脏自动除颤器）。

（2）"人工心脏"。针对终末期的患者，心力衰竭已经达到四级，患者用药物效果不好的时候，我们会给患者做一些左心室辅助装置，即俗话讲的"人工心脏"。很少的一部分患者经过短期的辅助治疗就能恢复了。另一部分人用这个装置做一个桥梁，让患者过渡到心脏移植。

* 心力衰竭的元凶

10年前的一天早上，一觉醒来的于先生，总觉得没有睡好，脑子不仅发蒙而且还头晕得厉害，眼睛也有些肿胀，但是他始终没有当回事。一次偶然的机会，于先生发现自己血压的高压已经达到了180毫米汞柱，他这才联想到早已出现的头晕症状，难道是血压导致的？他赶紧吃了点降压药，吃了没多久，于先生的血压就降了下来，看到血压平稳回到正常，他感到非常高兴，降压药被扔到了一边，就这样，血压一高于先生就吃降压药，降下来就不吃，这种状况一直持续到他出现心力衰竭。那么血压控制不好，跟心力衰竭是不是有联系呢？

专家提示

高血压的发生跟心力衰竭是有直接关系的。血压控制不好，会造成心脏的肥厚、扩大，表现出来一个扩张性疾病，出现心肌病，最后导致心力衰竭。

* 饮酒引发的大麻烦

其实，早在于先生感到心跳过速的时候，他就已经有所察觉，但当时的他以为自己是喝酒喝多了。原来，于先生平时很喜欢和朋友一起喝酒聊天，所以，当心跳快时，他直觉地以为跟喝酒有关。包括后来高血压、眼睛肿胀、脑袋发木的感觉，像极了喝酒喝多的不适感，因此他也一直没放到心上。就这样到了于先生发病的前一天，他跟朋友聚会，大家都很开心，于是喝酒聊天一直到很晚，然而，让他意想不到的是，第二天中午他就发病了。

专家提示

长期饮酒加重心肌病，加速心力衰竭。大量饮酒，酒精是对心肌有损害作用的，会影响心肌的代谢功能，可以直接引起心肌病，我们把它称为酒精性心肌病。同时大量饮酒还会使血压升高。有很多患者有高血压，使心肌衰竭加大，过早地出现心肌的损害，出现心力衰竭。

* 提高心功能

保护和提高心功能，主要有四个方面。

（1）要关注运动。我们心脏的功能即便正常，过度的运动也会对我们的健康造成不利影响，所以锻炼要适度。一旦得了心脏病或者得了心力衰竭以后，运动一定要限制，最简单的方法，以运动之后感到不累为标准。

（2）要多休息，避免心脏劳累。这一方面更加适合已经有心力衰竭的患者。普通的人，一般的运动就可以。

（3）少吃油腻的食物。现在我们讲究吃清淡的饮食，是有好处的。

（4）对于心力衰竭的患者，控水是必要的，要保持轻度口渴。因为过量地喝水，或者一次大量地饮水会增加心脏的负担，会引发心力衰竭的发作。因此，心力衰竭患者应该控制饮水，病情越重控制越严格。每天控制在1000～2000毫升，而且尿量和喝进去的水要大致稳定。

第四十章

挽救衰老的心

讲解人：孙寒松

中国医学科学院阜外医院成人外科中心副主任、八病区主任、主任医师

 * 二尖瓣关闭不全的表现有哪些？
 * 冠心病可能会影响心脏瓣膜功能吗？

　　心脏疾病除了血管疾病还有瓣膜疾病，退行性二尖瓣关闭不全是每一个老年人都有可能面临的问题。二尖瓣在心脏中承担着什么功能？它与冠心病之间有着何种联系？怎样才能预防退行性二尖瓣关闭不全的发生？中国医学科学院阜外医院成人外科中心副主任、八病区主任、主任医师孙寒松为您一一解答。

* 如此胸闷为哪般

　　今年 72 岁的孙老先生是名退休教师，虽然看上去比较瘦弱，但是退休这十几年来，他的身体也没有出现过什么大问题。2012 年 4 月 15 日的中午，孙老先生感觉焦躁不安，独自在家的他正想给客厅里的盆栽浇水，刚一提起水瓶，突然感觉有些喘不上来气，随之而来的是一阵胸闷，休息了十几分钟后，感觉好了一些，但以前的他却从未有过这种感觉。

专家提示

　　初次见到孙老先生的医生注意到他的精神状态非常

差，而且十分消瘦，这正是心脏衰竭的表现。通过进一步检查，医生发现孙老先生的二尖瓣腱索断裂，判断孙老先生为瓣膜退行性的二尖瓣关闭不全，如果不对他的心脏瓣膜进行有效治疗，孙老先生的心脏将不堪重负最终衰竭，情况紧急必须立即住院，尽早接受手术治疗。

* 二尖瓣是心脏一个重要的瓣膜

心脏除了血管以外，还有四个瓣膜，分别叫二尖瓣、三尖瓣、主动脉瓣和肺动脉瓣，其中瓣膜出现问题就是瓣膜性心脏病。瓣膜出问题，主要是瓣膜狭窄和反流，瓣膜病最终可导致心力衰竭，老年人心力衰竭速度更快。胸闷、憋气是由于心脏排血时，大量血液回流，心脏做功增加导致的，这就是为什么当时老人觉得心怦怦地跳，活动时感觉胸闷、憋气。这些有可能是心力衰竭的表现。

* 退行性病变是导致瓣膜性心脏病的主要原因之一

瓣膜病分很多的病因，对老年人来说，退行性病变是最主要的病因。退行性病变和冠心病、瓣膜的钙化都是相关联的，因此年龄越大瓣膜越容易出问题。轻度的二尖瓣反流是不需要手术的，只需要内科吃药，重度以上的二尖瓣反流就需要手术治疗，二尖瓣有两个瓣叶，只坏掉一个的话还可以修复，两个都出现问题的话就需要置换。

* 冠心病可能会影响心脏瓣膜功能

经过术前的检查，医生认为孙老先生的二尖瓣还有修复的可能，可是就在这次的检查中，医生还发现了孙老先生的心脏不仅是二尖瓣关闭不全的问题，通过肺动脉造影可清晰地看到他的前降支出现了狭窄，狭窄面积已经接近75%。这意味着孙老先生二尖瓣关闭不全的同时还伴有冠心病，他的心脏异常脆弱，加上身体本来就虚弱，这给手术的实施增加了难度，那么他的冠心病是否与他的二尖瓣关闭不全有关系呢？

专家提示

瓣膜病相当于汽缸里的活塞，冠心病相当于汽车的油路，这是两个系统。一般来说，冠心病的患者容易出现退行性、二尖瓣关闭不全。两个问题一旦同时出现就要同时解决。

*保护心脏　预防是关键

冰冻三尺非一日之寒，滴水穿石非一日之功。早在之前，孙老先生就曾出现过心脏不舒服。2009年8月的一天，酷热难耐，孙老先生正在干活，突然感觉前胸一阵刺痛，就像针扎一样，他赶快躺下休息了，两分钟后，疼痛就消失了。在这之后，他偶尔也会出现胸闷、气短的感觉，但是都很快就恢复了，他也就没有在意这一时的症状。那么孙老先生曾经出现的胸痛、胸闷等不适，是否意味着他的心脏早就出现了问题呢？

专家提示

日常活动中出现呼吸困难、端坐呼吸和夜间阵发性呼吸困难、心悸、不规则的胸痛或者存在血栓栓塞病史时就要警惕二尖瓣问题了。

超声心动图可有效诊断瓣膜病。50岁以后，建议在体检的时候同时做超声心动图。

第四十一章

重启无力的"发动机"

讲解人：杨杰孚
北京医院心血管内科主任、科研处处长、主任医师

* 导致心脏衰竭的几大因素有哪些？

* 心力衰竭如何诊断与治疗？

心脏是我们人体的"发动机"，心脏不停地跳动，把血液输送到全身的每一个器官，满足人体的需要。如果任何原因导致了心脏功能下降，发生了心力衰竭，那么就会导致排血量减少，引起全身器官供血不足，导致一系列的症状。那么到底有哪些因素会导致心脏衰竭呢？心力衰竭患者日常生活中又有哪些注意事项？北京医院心血管内科主任、科研处处长、主任医师杨杰孚为您解答。

* 心脏衰竭是所有心脏病的终末阶段

现在心力衰竭高发，首要的发病因素是人口老龄化。因为心力衰竭是一个老年性疾病，心脏会随着年龄的增长而老化，从而导致心脏功能衰退。第二大原因就是现在医疗手段的进步，比如过去冠心病患者发生心肌梗死，死亡率很高，而现在治疗手段先进，这部分人被抢救过来。虽然被救活了，但是这部分人最后就发展成心力衰竭。因为心力衰竭是所有心脏病的终末阶段，目前是治疗起来比较困难的一种疾病，我们只能通过一些手段延缓进程，改善生活质量，提高生存率。

* 心肌梗死后心力衰竭高发

　　住在重症监护病房的任女士，已经是第二次住在这里了。半年前她就因为急性心肌梗死而住院，医生马上为她进行介入手术，手术后，任女士很快就恢复了健康。半年来，她的情况一直都很稳定，然而，令她没有想到的是，仅仅过了半年，她就再次住进了医院，更让她想不到的是，这次住院的原因已不再是心肌梗死，而是比心肌梗死严重得多的心力衰竭。心肌梗死也能发展成心力衰竭吗？

专家提示

　　患者得了心肌梗死，到医院做了支架之后，血管通畅了，但是为什么还会发生心力衰竭呢？这是因为心脏梗死之后，部分心肌死掉了，心肌失去收缩力，而心肌细胞是不能再生的，坏死的心肌就会牵连好的心肌，影响好的心肌的收缩功能，从而就会影响供血，最终发展到心力衰竭。

* 高血压是心力衰竭的帮凶

　　住在重症监护病房的于女士，10天前被家人送来的时候，呼吸已经非常困难，随时都有可能窒息，接诊的医生马上给她进行了急救。然而，10天过去了，于女士的情况虽然有了好转，但依然不能下地行走。原来，她在被送来的时候就已经出现了心力衰竭，而导致心力衰竭的原因就是她一直都没有注意的高血压。

专家提示

　　高血压引起心力衰竭是非常常见的。我们知道，心脏的功能是把血液输送到身体各个部位,一个高血压患者的心脏在对外排血的时候,比常人更用力,长此以往心肌就会增厚,就像运动员的肌肉一样,经常运动就会发达。但是心脏肌肉发达不一定是好事。如果这时患者还不控制血压,增厚的心肌由于工作量很大就会罢工,失去收缩能力,心肌就会被牵拉变得很薄,容易受到损伤,从而造成了心力衰竭。所以控制血压对于预防心力衰竭至关重要。

* 糖尿病是心力衰竭的诱发因素之一

孙女士患有糖尿病已经二十多年了,尽管一直在控制,但是效果似乎并不是很好,餐后血糖经常徘徊在10～15毫摩尔每升。两天前,她突然出现身体不适,家人赶紧将她送到了医院,经过医生的诊断,孙女士患上的是心力衰竭,那孙女士的心力衰竭和糖尿病之间是否有关系呢?

专家提示

导致孙女士发生心力衰竭的因素和她多年糖尿病脱不了关系。长期血糖高控制不好,本身就对心肌是一种刺激。而且糖尿病会引起全身细小血管硬化,导致冠心病以及引发高血压等,这些都是可以导致心力衰竭的原因。另外,甲状腺功能低下或亢进、心脏瓣膜关闭不全、贫血也是诱发心力衰竭的重要因素,需要大家格外警惕。

* 三管齐下共同诊断心力衰竭

一天夜里,孙女士突然出现喘憋、咳嗽的症状,随即,她被送到了医院。接诊的医生看到她的情况后,初步判断是急性心力衰竭，给她安排了心脏彩超检查，检查结果显示，她的心脏左心室出现了严重的肥厚，可以诊断为心力衰竭。在血液的检查中，BNP 的结果也支持最初的判断。那么 BNP 就能诊断心力衰竭吗？

专家提示

　　诊断心力衰竭主要从三个方面入手：第一，要看患者有没有高血压史，有没有冠心病、心肌梗死或者糖尿病；在此基础上还要看有没有出现呼吸困难、咳嗽、腿肿的症状。第二，到医院来抽血检查 BNP。第三，做超声心动检查。BNP 是反映心脏功能的一个比较敏感的血液指标，因为在正常人的心脏里面，BNP 指标是很低的。所以，如果心脏功能下降，出现心力衰竭，那么这个指标就会明显增高，随着心力衰竭的加重，BNP 会越来越高，它跟心力衰竭程度是成反比的。

* 心力衰竭患者警惕感冒

　　今年刚刚 40 出头的王先生，平时工作特别忙，经常加班熬夜。一天他不小心感冒了，本想去医院看看，可是因为工作太多就自己找了点药吃，结果，药还没吃完，他就因为急性心力衰竭而入院了。

专家提示

　　心力衰竭患者需要警惕感冒，因为心力衰竭患者感冒会加重心力衰竭。尤其是冬天感冒，感冒就会咳嗽，咳嗽本身就会增加心脏负担；感冒以后发烧，也会加速心跳，加重心脏负担。另外，感冒容易诱发气管炎、肺炎等，这些因素都能够加重心力衰竭或者诱发心力衰竭。所以心力衰竭患者须警惕感冒。

心力衰竭患者除了要预防感冒之外，还要警惕心律失常和精神情绪变化。

* 心力衰竭患者的生活指导

自从于女士住院后，医生就对她的饮食做了严格的要求，每天摄入的盐和水都有一定的量，而且远低于于女士过去的量，这让她感到非常奇怪，按理说心力衰竭不就是心脏的问题吗？怎么跟饮食还有关系了呢？

专家提示

心力衰竭患者需要严格控制饮食。第一，盐的摄入不能太多，如果盐吃多了，钠离子就多了。钠离子会溶在体内的水里，就容易导致身体多余的水排不出去，我们叫水钠潴留。这样就会加重心脏的负担。一些含盐量较大的食物也要少吃一点。第二，也要控制水的摄入量。

第四十二章

"颤动"的心跳

讲解人：杨杰孚

北京医院心血管内科主任、科研处处长、主任医师

* 心跳越慢是否越可以长寿?

* 安装心脏起搏器后的注意事项有哪些?

* 房颤如何治疗?

心脏被称为人体的"发动机"。心脏每一次的跳动，都会给我们身体各个部分提供不可缺少的血氧，如果心脏跳动过快或者过慢，都会出现严重的后果，有时甚至是死亡。那么，我们的心脏跳动到底维持多大的频率才算是健康的呢？如果心脏不能自我控制跳动次数了该如何解决？心脏的颤动又是怎么一回事？北京医院心血管内科主任、科研处处长、主任医师杨杰孚为您解答。

* 心跳蕴藏的疾病信号

72岁的李先生经常在刚出家门的时候，发生胸疼、全身无力的情况。他去医院做了24小时动态心电图。结果显示，在他夜间睡觉过程中，最低的心跳只有每分钟20次。李先生身上出现的症状和心跳有关系吗？

专家提示

正常人的心跳每分钟为60～100次，心脏每收缩一次的排血量为80～100毫升，而像李先生这样，在心功能没有障碍的情况下，心跳速度过慢，就会导致他心脏

收缩时排血量过低，从而造成头晕、乏力等症状。这种情况就属于心动过缓。严重的心动过缓主要是引起供血不足，尤其是大脑。因为大脑对缺血、缺氧最敏感，一般情况下可以出现头晕、头胀、黑蒙，严重一点可以导致意识丧失、晕厥，最严重的就是导致猝死。另外，心动过缓可以造成心脏供血不足，引起胸痛、心绞痛、气短、全身乏力等，最严重的导致猝死。

* 心动过缓必要时须安装心脏起搏器

李先生白天每分钟只有40次心跳，这说明他随时都会有生命危险。针对这种情况，医生建议他安装心脏起搏器来恢复正常的心跳。像李先生这样的患者必须要安装心脏起搏器才能有救吗？心脏起搏器又是怎样帮助他恢复正常心跳的呢？

专家提示

现在治疗心动过缓的方法比较单一，药物不能起到很好的治疗作用，心脏起搏器就成了最有效的治疗办法。正常心跳有一个总司令，叫窦房结，窦房结在心房和静脉之间。当这个司令生病或是衰老时，就会引起心动过缓，我们把心脏起搏器植入到人体内，当患者心跳缓慢的时候，它就可以替代窦房结帮患者心跳。

* 安装心脏起搏器后的注意事项

有人说，安装了心脏起搏器之后会对生活有很大影响，电视都不能看，手机不能打，还有家里面微波炉都不能用等。事实上，现在的心脏起搏器有明显的抗干扰能力。刚才提到手机、电磁炉、微波炉、电烤箱、电视

机等，对起搏器本身都没有太大的直接影响。因为起搏
器是由金属制成的，如果在强大的磁场下，如说在医院
做核磁共振或靠近大的发电厂等，可能对心脏起搏器的
功能有一定的影响，但是也不一定对起搏器本身造成什
么破坏，那么如果真正遇到这种情况，也没有什么关系，
到医院检查一下，进行适当调整就行了。

＊ 安装心脏起搏器之后是否一劳永逸

安装心脏起搏器之后患者不宜运动太过剧烈。起搏
器只能解决一个心动过缓，其他的，如缺血、冠心病的
问题、血压高的问题，是解决不掉的。所以在运动锻炼
的时候，第一，掌握度和量，不能时间太长，不能太剧
烈。因为如果运动过于剧烈，可能会诱发心绞痛，甚至
是严重的心肌缺血或者心肌梗死。第二，患者术后不宜
在冬季晨练。我们一般不太主张有高血压、冠心病的患
者，早上在室外过长时间的活动，因为早上属于冠心病、
高血压、心脑血管发病的高峰期，尤其是寒冷的冬天，
血管容易痉挛，这种情况下会导致缺血加重，脑卒中、
心肌梗死发生率比较高。所以，我们建议选用傍晚时间
运动会更好一些。

＊ 房颤从何而来

一天，李先生正在家看着电视，此时，一个惊心动魄
的画面突然出现，他被吓了一跳，心脏扑通扑通地跳了
起来，李先生没有理会，继续看着电视。然而，不知过
了多久，李先生感到他的心脏仍然在快速而急促地跳着，
丝毫没有要回到正常的迹象。他这才开始留意到这样的
心跳已经持续了将近一个小时了。尽管李先生对这个情

况感到有些奇怪，但也没太放在心上，以为过一会自然就会正常。转眼一天过去了，李先生这种心慌的感觉始终存在着，不得已，他来到医院就诊。经过检查，接诊的医生判断李先生患上的是典型的房颤。

专家提示

李先生的心慌是由房颤导致的，在房颤频率很快的情况下，心房每一次收缩，排血量都会明显减少，所以总体上说来，也是会出现供血不足的症状，会感到心慌、乏力、恶心，严重了会头晕、头胀，甚至引起晕厥。

那么房颤是怎么找上门来的呢？现在有一个比较一致的看法，房颤属于一个老年性疾病，随着年龄增加，心脏老化了，尤其是心房老化，就会出现颤动。它跟年龄肯定是有关系的。当然心脏病也可以引起房颤，高血压和冠心病也是导致房颤发生的元凶。

房颤是指心脏没有规律的跳动，当房颤发生时，心房会因为快速跳动而丧失功能，需要提高警惕。此外，房颤本身的危害不是很大，但是它容易诱发在心脏内形成血栓，导致心肌梗死、脑梗，危害十分巨大。

* 如何治疗房颤

对于房颤的治疗，分为药物治疗和手术治疗两种。药物治疗当中，第一是抑制心跳的过快跳动。第二是减少血栓的形成，就是服用一些抗凝药物。对老年性的房颤患者，我们一般还是主张药物治疗。手术治疗指的就是射频消融，但是做射频消融有很严格的手术指征。例如，没有明显的器质性心脏病，血压控制得很好，没有发生过心肌梗死，心功能要比较好，心房里没有血栓等。

* 预防房颤有方法　上游治疗最关键

（1）预防房颤有一种上游治疗。所谓上游治疗就是房颤还没出来之前，治疗引起房颤的原发病，如高血压、冠心病、风湿性心脏病、心肌病、心肌炎等任何器质性心脏病变。这样可以减少房颤的发生率。

（2）尽量减少诱发因素，如果患者已经有房颤或者频发早搏，尤其是房性早搏。如果一个人生活中有劳累、常吸烟、情绪波动、焦虑、酗酒、常喝浓咖啡等因素，那么就可能导致频发早搏，早搏发生次数多了以后有可能发生房颤。

第四十三章

心脏发来的预警

讲解人：杨新春
首都医科大学附属北京朝阳医院理事、心脏中心主任、主任医师

* 心律失常有什么症状？

* 心律失常如何诊断？

* 所有的早搏都要治疗吗？

心慌、心跳不规律，预示心脏出现了怎样的问题？看似司空见惯的现象，背后却暗藏致命隐患，如何识别心跳发出来的警报？首都医科大学附属北京朝阳医院理事、心脏中心主任、主任医师杨新春为您解答。

* 心律失常的症状

医生在听诊的时候告诉患者可能存在心律失常，但是患者本身可能没有感觉到。心律失常产生以后，患者往往觉得心慌，心跳不规则，心脏有间歇性的跳动，跳一下停一下，或者有失重感，就像我们坐车突然闪一下，心脏好像忽悠一下要跳出来的感觉，这都属于有心律失常的感觉。严重的患者也会出现晕厥、昏倒的情况，甚至会导致猝死。心脏有不断地往外打血的功能，如果这种功能受到严重的影响，就无法射血。血液如果打得不够，脑同样缺血、缺氧，可能导致患者昏倒。晕厥中大概有10%～20%是由心律失常导致的。心源性的晕厥风险比较大，一年的死亡率达到20%～30%。

心律失常的患者可能有心慌、心跳不规则的情况，严重时可能发生晕厥。心源性的晕厥风险较大，死亡率也较高。心律失常的患者在不发作时做心电图结果可能显示是正常的，所以需要用动态心电图来进行诊断。

* 心律失常可用动态心电图查出

对大多数心律失常的患者来说，在不发作的时候做心电图，结果显示可能是正常的，还有冠心病的患者，如果心绞痛不发作的时候做心电图显示也可能是正常的。因此，要进行动态心电图检查。所谓动态心电图，就是可以记录 24 小时、48 小时，甚至更长时间的心电活动，如果在这个区间里发作心律失常或心绞痛，有病情的变化和表现，动态心电图都可以记录下来，然后医生进行回放、分析，对诊断心律失常是非常有作用的。

* 房颤患者容易引发脑卒中

心律失常中发生率最高的是早搏，但是在住院患者中，心律失常最多的是房颤，有不少患者都是因为房颤的原因住院的。尤其随着年龄的增长，容易患有高血压，这都是导致房颤发生的原因。目前，我国发生房颤的人数也是越来越多。据调查，我国大概有七八百万房颤患者。

房颤和室颤是不一样的，室颤是来自心室的颤抖，房颤是来自心房。室颤的患者可能立即死亡，房颤则不会。心房的功能相当于一个蓄水池，心室的功能是负责收缩，所以一旦发生了房颤，正常的血液流动受影响不是特别大，但是房颤因为节律跳得不整齐，容易跳得比较快，久而久之对心脏的功能是有影响的，所以房颤时间长了可能会导致心功能不全，也可以导致心力衰竭。另外，房颤还有一个问题，发生房颤时，心脏容易长血栓，血栓一旦脱落就容易到大脑中，导致患者发生脑卒中。脑卒中一旦发生，完全恢复的可能性较小，很多人可能会终身半身不遂，肢体的活动严重受到限制，生活质量大大降低，产生的负担非常重，对个人、对家庭影响很大。因此，房颤患者需要进行抗凝治疗。

* 早搏是最常见的心律失常

人在一生中，绝大多数都会或多或少有早搏的出现。自己摸脉搏的时候，可以发现脉搏突然跳动不规则，像是停了一下，之后马上又恢复，或者是两次正常心跳中间又加了一次，这就是早搏。大多数的早搏患者可能会有感觉，就像坐车突然失重的感觉，摸脉搏感觉脉搏跳得不齐。

没有影响的早搏是否要治疗，主要取决于早搏引起症状的严重程度，因为这种症状个体之间的差异比较大，有的人比较敏感，有的人不敏感。有些人虽然发生了早搏，但自己没有感觉，对生活质量影响不是特别大，症状不明显，这种早搏可以不治疗。因为治疗早搏的药副作用比较大，甚至副作用大于出现早搏的难受程度。有些人出现早搏症状非常明显，对生活影响非常大，这种早搏还是提倡治疗。

心律失常中以早搏为主，但是不是所有早搏都需要治疗，如果早搏对您的生活影响不是很大，医生一般不提倡过分去治疗早搏，可以不去管它，以观察为主。

第四十四章

"异动"心跳隐危机

讲解人：郭继鸿

北京大学人民医院心脏中心副主任、主任医师

* 心律失常与猝死有何关联？

* 哪种心律失常可能致命？

* 如何抓住救治致命性心律失常的黄金十分钟？

　　猝死事件频频发生，谁才是真正的幕后元凶？致命的隐患，究竟离我们还有多远？如何才能提早消除隐患？当危险降临，又该如何化解危机？北京大学人民医院心脏中心副主任、主任医师郭继鸿，为您揭示这背后的玄机。

＊猝死与心律失常的关系

　　猝死有各种原因，突然倒地可能是脑出血，但是心脏性的猝死是最多见的，几乎占到了80%。绝大多数心脏性猝死和心律失常是有关的。心脏的基本功能是把血液打到动脉中去，供给全身的各个器官，维持它们的正常工作。一般人会有一个直观的感受，摸到心前区的心尖有一个搏动，会看颈动脉、颈静脉也在搏动，这些都是心脏活动的结果。但这种活动只是一种机械性的活动，就是收缩、舒张，推动血流分布到全身，是一个电驱动的泵，在人的每个心动周期中，心脏都要发出电信号，这个电信号能触发机械活动。通常把汽车的发动机比喻为人体的心脏，实际上心脏是一个肌肉组织，会不间断

地收缩、舒张。但是就在肌肉组织之中，还有一整套完整的像电灯、电线的系统。最大发电的地方叫窦房结，它每分钟能发出 60 ～ 100 次的电活动，然后就顺着特殊传导系统往下传导电活动，接触到心脏的心肌组织和心肌细胞，隔几十毫秒之后就触发它们的收缩、舒张。医院检查的时候有心电图，它就是把心脏的电活动记录下来，要用心电图机放大，记录心脏的电活动。当心脏的电活动发生了紊乱，就叫心律失常。

心脏带的电是一种生物电。如果这种电活动出现了紊乱，就会发生心律失常。

* 哪种心律失常会致命

心律失常的发生率是两个 100%。如果电活动、窦性心律或者窦性心律不齐都算作心律失常，第一个 100% 就是每个人都有。如果把窦性心律不齐、窦性心律除外，电活动发自其他的部位。也就是说，窦性心率之外的电活动的异常，也是 100%。窦性心律意思就是说从窦房结发出的心律。也就是说，几乎所有的原因，都可以引起心律失常。

常见的心律失常原因，有激动、过分地悲伤、非常劳累等。还有一种心律失常叫节日综合征，就是节日大家一高兴，酒喝多了，烟抽多了，引起了一种心律失常。有明显感觉的、次数有明显增多的或者不齐的应该叫心律失常。也就是心律失常离每个人都很近。运动员的心律失常叫恶性心律失常或者叫致命性心律失常，它仅仅占整个心律失常的不到 5% 的情况。

正常心跳在每分钟 60 ～ 100 次之间，心跳低于 50 次，高于 100 次以上，都属于致命性心律失常。在整个心律失常比例中占 5%，但危害性很大会随时致命。

* 心律失常导致猝死如何早发现

有一项猝死的调查，100 个猝死的患者在猝死之前，1/3 的人到医院去看过。在医院看病的过程中，发现一些心肌梗死、急性冠状动脉综合征、心功能下降的患者，有一些心电图的改变。通过这些改变，医生把他们鉴定为猝死的高危患者，1/3 的患者生前也去医院看过，做过各种检查，检查中间发现可能也有一些异常，但是这些异常，对于预测他将要发生猝死特异性不够，所以这 1/3 没有被医生鉴定为猝死的高危患者，定位为低危或者不正常；还有 1/3 可能生前根本就没有到过医院，猝死就是他们的第一症状。

要想预防恶性心律失常的发生，定期的体检还是很重要的，特别是到了 40 岁以上的人去检查，看看有没有心电图的异常。另外激动、累、忙或者有其他的情况，感觉到有点心慌、心跳得快了，应该到医院去检查。

40 岁以上的人，出现不明原因心慌、心跳加快，应每半年到医院进行心电图及超声心动图检查。

* 抓住致命性心律失常的黄金 10 分钟

黄金救助 10 分钟是对恶性心律失常或者致命性心律失常的有效救治时间，因为电活动急剧紊乱。电活动又和机械活动 1:1 挂钩。电活动从规律收缩变成了不规律蠕动，就等于机械功能丧失了，机械功能丧失就会造成全身缺血，特别是脑。脑对于缺氧是最敏感的，从原则上来讲不能超过 10 分钟，超过 10 分钟以后就会发生脑死亡，从而致使全身的死亡。如果发生心室颤动就等于从发生的开始，全身血液供应几乎为零了，这种状况几乎只给抢救 10 分钟的时间，拖延一分钟抢救的成功率就会降低 10%。10 分钟之后抢救成功的概率几乎降为零。在医院里边发生的这种突发事件和恶性事件，肯定是由医生和护士来完成抢救。如果发生在医院外，也叫院外猝死，全世界目前来讲，院外猝死的抢救存活率是 5% 左右。

发生猝死如果是由室颤引起的，是致命性的，在电除颤时如果心脏一直是直线，那医生就要给患者起搏，让患者恢复电活动和心跳。目前在我国，机场有公众自动除颤器，如果有患者发病了，马上有人把装备拿来，贴好电极，它自动就给患者诊断，需要不需要放电、需要不需要充电都是自动的，而且会有语音提示。但是在没有办法借助这些医疗器械来救治患者的时候，第一要做的就是胸外按压，站在患者右侧，按压患者胸骨以下1/2的位置，按压时切记要用手掌根部按压，而不是用全手掌进行按压。按压幅度在上下5厘米。在急救车来之前，要保持每分钟100次的快速按压。在按压30个来回之后，给患者进行两次人工呼吸；然后继续按压30个来回，再做两次人工呼吸，如此反复下去。

当身边人突发心源性猝死，要立即进行胸外按压，由另外一人迅速拨打急救电话。

第四十五章

化解心动过缓的危机

讲解人：郭继鸿

北京大学人民医院心脏中心副主任、主任医师

* 心动过缓对生命有何危害？

* 如何诊断心动过缓？

* 如何植入起搏器治疗心动过缓？

胸闷憋气、眼前黑蒙，究竟预示着怎样的潜在危险？化解危机，怎样的治疗最为根本？北京大学人民医院心脏中心副主任、主任医师郭继鸿，为您做出精彩解答。

* 心动过缓可致生命危险

心脏如同一个电动的"泵"，泵在有规律及合适频率的电活动连入下，就会有合适的机械活动，心脏的正常工作亦是如此，窦房结是给心脏供电的"司令部"。通常窦房结正常时发出的频率大致为每分钟60～100次。因此心律失常会有两种情况：第一，窦性节律很慢。第二，窦房结电活动发出的激动正常，在60～100次/分之间，但是在传导的过程中间出现了障碍，导致电活动到达目的地的时候减半，所以就会出现非常缓慢的心律失常。形象的比喻就好像某一地方马路出现拥堵，车的总量不变，但车途经拥堵路段，就会堵在一起，造成远端没有车经过，这种情况就类似于传导阻滞。这两种情况都会导致缓慢性心律失常。

心跳小于每分钟60次和心电传导阻滞，都属于心动过缓。心动过缓也有轻重之分，严重的心动过缓可影响患者的生活质量，甚至致命。

* 眼前黑蒙多半与心动过缓有关系

62岁的老郭最近这半个月总感觉胸闷气短、胸口疼痛，有时甚至会在睡梦中被憋醒。除此之外，老郭觉得自己经常还什么都没做，就感觉非常乏力，一动都不想动。这几天他又发现了一个奇怪的现象，偶尔会感到眼前黑一下，但是两三秒钟就又没事了。老郭带着心中的疑惑到医院进行了检查。医生根据这些症状，给他做了心电图。从检查结果上看，老郭的心律明显过缓，每分钟才40次。他这种情况应该怎么办呢？

专家提示

从目前医学的角度认为，窦性节律的正常是每分钟60～100次，60次以下就称为窦性心动过缓。实际上50次以下，就叫明显的窦性心动过缓，如果连40次都不到，肯定就是严重的窦性心动过缓。大概5秒以上的心脏停搏，患者就会出现黑蒙。多数黑蒙和心律缓慢有关系。严重的心动过缓会致命，可以引起猝死或者是晕倒。

心跳在每分钟50次以下，属于严重的心动过缓，患者甚至会在睡眠中突然猝死。出现胸闷、黑蒙、乏力且心跳在40次以下，要及时到医院检查。

* 多种方法诊断心动过缓

检查心电图，1～2分钟就能完成。有些心动过缓的患者，不是每时每刻都是心动过缓，要到医院做检查的时候，可能兴奋或紧张，心率就上去了。所以，检查心脏电活动的心电图有多种，比如12导标准心电图，就是到心电图室做检查。有些心律失常不是总发生的，这时医生就会让患者佩带一个长程动态心电图，也就是Holtter。

* 药物治疗致命性心动过缓非根本治疗

治疗轻微心动过缓的患者，要针对其病因进行治疗。病因有很多种，如患者有冠心病、心肌缺血或其他原因，这些情况引起心动过缓的病因是可逆的，要针对具体病因去治疗，急性的病因一过，就有可能恢复。如果患者长期存在心动过缓的症状，此时心率已经不能满足其全身代谢的需要，就会经常发生脑缺血、黑蒙等症状，症状严重会出现跌倒，甚至有些患者会出现经常性的突然晕厥。出现突然晕厥的患者在发生缓慢性心律失常的时候，容易诱发恶性的快速性心律失常，因此患者应该及时就医治疗。另外，除了对病因治疗之外，还可以采用一些提高心率的药物，西药、中药都有，如阿托比、人参、红参等。药物在一定程度上能够提高心率，如原先是每分钟 35 次，吃药以后能提高到每分钟 40 ～ 45 次。但是心动过缓通过药物治疗是暂时性的、短时间内的治疗方法，要想得到根本的治疗，还需要安装心脏起搏器。

对于长期严重的心动过缓患者来讲，起搏器治疗才是根本。心脏起搏器在身体当中的作用就像一盏应急灯，每当心动过缓发生，它将自动启动守护生命安全。

* 无症状窦性心动过缓无须治疗

33 岁的小李是一名教练，最近参加了单位组织的体检，所有的检查项目基本都正常，唯独心电图检查出现了一点异常。医生告诉小李，他的心跳在每分钟 54 次，可以诊断为窦性心动过缓。但小李却很纳闷，这窦性心动过缓是一种怎样的疾病呢？再说自己平时一点不适的症状都没有，怎么好端端地就被下了这样的诊断呢？此刻小李很想知道，接下来应该如何进行治疗。

专家提示

正常人是窦性心率，每分钟 60 ～ 100 次。每分钟低于 60 次，就会像汽车总站发出汽车的次数过少一样，造成供不应求，进而出现心动过缓的症状，而心动过缓有轻度和重度之分。想要判断患者是否需要安装起搏器，除了遵循正常的心率标准之外，还要看心率慢的程度是否会引起患者身体不适，医学上称作症状性的心动过缓。如果患者没有明显症状，检查时需要两个标准都参考。如果心率已经非常慢了，但其他症状不明显，就可判定为症状性心动过缓。如果患者没有更严重的情况，且其他检查都正常，就可以视为健康的正常人。现在窦性心动过缓的定义，还是沿用几十年前的，即小于 60 次 / 分就判定为窦性心动过缓。假如心电图上记录出来的数值为 54 次 / 分，从定义来讲，就要诊断为窦性心动过缓，但是现如今，没有症状且窦房结发出电活动的次数在 50 次 / 分以上的正常人，往往没有窦性心动过缓的症状，因此诊断时并不能立刻就视为病态。

心跳在每分钟 50～60 次，属于窦性心动过缓。属于正常现象，没有不适症状，可不必治疗。

* 起搏器的植入治疗

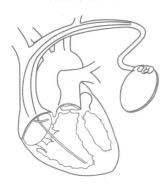

年龄对于起搏器的植入，在安全性和成功率方面没有影响，所以心动过缓植入起搏器的适应症中，没有年龄的规定，起搏器的技术是非常成熟的，安装起来也是非常安全的。

缓慢性心律失常的非药物治疗方法为安装起搏器，但有些时候还要进行药物治疗，比如同时患有冠心病、高血压、糖尿病及缓慢性心律失常，在治疗缓慢性心律失常时只需要安装起搏器，但其他病症还是应该继续服药。

第四十六章

是什么让他如此"心动"

讲解人：郭继鸿

北京大学人民医院心脏中心副主任、主任医师

* 心动过速中最致命的一种是什么？

* 如何治疗心动过速？

* 室上性心动过速与室性心动过速有何区别？

* 同时有心动过速和室性心动过缓，又将如何治疗？

头晕、乏力、心慌，这些症状同时存在究竟预示着怎样的危险？当危险降临，提早消除隐患是关键。北京大学人民医院心脏中心副主任、主任医师郭继鸿，带您化解心动过速的危机。

* 室性心律失常是心动过速中最致命的一种

每分钟 100 次以上的心律失常叫作心动过速，当心动过速发生时，绝大多数人都会有心慌的感觉。在几种不同的心动过速中，室性心动过速对人体影响最大，是致命的。另外，心脏有左、右心房，它们接收从动脉来的血液，负责输送到左、右心室，心室收缩后将血液输送到全身。所以，血液流经心脏后是否能够输送到全身，心室的功能正常与否特别重要。

心室紊乱，也叫作心律失常，速度过快则称为心动过速或者心室颤动，还可以分其他的好多类，但是室性

心动过速也分为多种类型，室性心律失常是心动过速中最严重的一种，一旦发作可能瞬间致命，因此乏力、头晕、心慌、大汗就应及时就医。

心律失常更为严重，更加要引起重视。室性心动过速引起的危害被称为血流动学的危害，心脏的主要功能是为全身供血，如果其功能严重受损，就会出现血流动力学的障碍，或引起血压降低以及脑缺血、脑功能障碍，其表现有眩晕、黑蒙、跌倒、神志恍惚等。

* 除颤是治疗室性心动过速的最佳手段

由于室性心律失常可能引起猝死，且多数的心律失常性猝死都是快速的室性心律失常引起的。所以，经常发生晕厥的患者可以装除颤器。体外除颤器的能量比较大，有两个电极板，一个放在胸骨的上缘，另一个放在心尖部。当它发出电脉冲的时候，就会把心脏室颤打掉。

在人类征服猝死的过程中，一位医生发现，如果在体外放电打到心脏，90%的能量都消耗在路途中，对心脏的作用有限，要是把电极直接放在心脏上，用很低的能量就能有效地终止室颤。第一代的除颤器体积很大，当时是埋在腹部，除颤电极放在心脏的外面，后来除颤器体积越来越小，植入不用开胸。现在，除颤电极可以放在胸腔中，然后把除颤器埋在皮下，手术的方式基本上和装起搏器一样。

* 室上性心动过速与室性心动过速的区别

室上性心动过速与室性心动过速虽然一字之差，但是两种完全不同的疾病，室上性心动过速通常不会马上产生生命危险。

心率过快可能引起猝死，患者可以装除颤器进行抢救，新式除颤器体积小，可置于体内，对于治疗室性心动过速有极好的效果。

* 室上性心动过速频发如何治疗

室上性心动过速频发需要服抗心律失常的药物。如果服药效果不明显，应选择射频消融术。心电传导有一个折返的环路，就像北京的二环路，心动过速相当于总是在环路上，每分钟绕160圈，心率就是每分钟160次，这种情况叫折返性心律失常。这时，医生会找到折返路径，把管子放进去，随后放出一种射频把局部温度提高，人体的温度是37摄氏度，如果局部的温度提高到50摄氏度甚至60摄氏度，组织就会遭到破坏，一个完整的环路就中断了，依靠环路的心动过速就不会再发生，从而达到根治的目的。

如果药物治疗室上性心动过速效果不明显，要选择射频消融的办法进行治疗。

* 室上性心动过速发作时的自救小办法

55岁的魏女士患有室上性心动过速已经有6年了，几乎每年都会发作4次。每次发病时心律都在每分钟180次。发病时的感觉就像是没休息好，非常疲劳。听病友们说，每次难受的时候，用憋气、深呼吸和抠喉咙的方法，可以缓解室上性心动过速带来的不适症状，于是魏女士待发作的时候试了一试，还真是有些效果，于是她就像吃了颗定心丸儿，之后连医生给开的减慢心率的药都不吃了。那么，这种方法真的有效吗？

专家提示

科学上的确有通过憋气、刺激咽部的方法来治疗心律失常，最终的目的是使体内的迷走神经张力增高。迷走神经会减慢心率，从而终止一些心律失常，就像服了药物一样，因为抗心律失常药物也有减慢心率的作用，打断折返，终止心动过速。有些患者对这种治疗非常敏感，非常有效。但憋气、刺激咽部等，并不是根治的办法。

室上性心动过速发作时，通过咳嗽、憋气、深呼吸可缓解，但是并不能根本治疗，最终还要除颤治疗。

* 同时有心动过速和心动过缓如何治疗

心动既有快又有慢的情况，就叫作快慢综合征。如有心动过速，医生可以拿药物把过速压下去，但是在治疗心动过速时，服用的都是减慢心率的药物，这时候医生肯定有顾虑，如果治愈了心动过速后，发生了心动过缓又该如何控制？心动过缓有时可以致命的，而且治疗起来和心动过速是有矛盾的。所以针对这种情况，有一种组合：用起搏器来治疗心动过缓，用起搏器做保驾，同时再拿抗心律失常的药物来治疗心动过速，患者就会很安全。还可以选择用射频消融把心动过速根治，再用起搏器治疗心动过缓。

第四十七章

喝出来的"伤心事"

讲解人：华伟
中国医学科学院阜外医院心律失常中心副主任、主任医师

﹡长期饮酒为什么会造成心力衰竭？
﹡心力衰竭为什么会让人误以为是肺部疾病？

　　酒文化是中国文化中重要的组成部分，逢年过节都免不了要喝酒，有些人甚至天天喝酒应酬，但是殊不知，酒精会引起肝脏问题，还会直接影响我们的心脏功能。但是饮酒导致的心脏问题，却往往被人忽视。中国医学科学院阜外医院心律失常中心副主任、主任医师华伟为您介绍喝出来的伤心事。

﹡长期饮酒有伤害　心肌功能受影响

　　2012年3月的一天，正在值夜班的田先生刚刚处理完手头的工作，打算休息一会儿，突然一阵急促的窒息感向他袭来，他努力张大嘴想要多呼吸一些氧气，可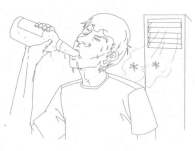让他没想到的是，憋气感越来越重，让他几乎窒息，从来没有出现过的症状让他充满了恐惧感。田先生赶紧拨打了急救电话，很快他被送到了医院，医生告诉田先生

他的情况非常危急，随时都会有生命危险。经诊断，他出现了严重的心力衰竭。

专家提示

心力衰竭的病因很多，最常见的是由冠心病或心肌缺血导致的，特别是得了心肌病后，心肌坏死，不能有效射血。此外，致病因素中还包括长期饮酒等。从案例来看，田先生是大量饮酒导致心功能的损害。30 年前，那时的田先生刚刚 30，正是意气风发的年龄，少不了跟三五好友聚会，也就是在那个时候开始，他养成了酗酒、吸烟的习惯，喝完酒打打牌，倒也是一种乐趣。这些习惯一直延续到田先生发病前，即便是到了 50 多岁，他也经常会跟朋友熬夜打牌，喝酒更是能连续喝七八个小时，而最多的时候甚至能喝半斤多。就这样，一直到 2007 年的一天，感到胸部憋闷的田先生来到医院看急诊，接诊的大夫在听了他的描述后，怀疑他患的是酒精性心肌病。

* 心力衰竭容易让人误以为是肺部疾病

我们的心脏相当于一个泵，把血泵到主动脉，而肺起到一个氧合作用。如果心功能衰竭的话，泵出去的血少了，淤积在心脏里，从肺里到心脏的血受到阻力，就会淤积在肺里，称为肺瘀血，就会产生类似哮喘憋气的感觉，这是由心脏功能衰竭、肺瘀血导致的呼吸困难，有时候会让患者误以为是肺部疾病。

* 呼吸困难原因多　仔细辨别才分明

当患者出现呼吸困难的情况时，要先判断有没有心脏病，如果心脏功能是好的，那就要检查是否有呼吸系统的疾病。有些呼吸困难是呼吸道痉挛导致的，如哮喘，所以医生诊断时应首先了解患者的原发病史，然后再进行判断。

＊一个小仪器　心脏变正常

长期饮酒会增加血管壁压力，影响心肌功能，甚至导致心力衰竭。心力衰竭，在诊断时要参考患者病史，发病时表现为心脏扩大，需要起搏。预防心肌疾病，应该注意运动，使心脏得到锻炼。

心力衰竭发病后，心脏扩大，一般会表现为心脏左心室扩大，这样导致左心和右心不协调。好比划龙舟，如果大家不同时用力，就不能前进，这就是说左心和右心同步跳动，才能有效供血。我们采用起搏的方式治疗，是通过电刺激，让心脏一直跳动，从而使患者的心脏功能改善，提高射血量。

＊预防心肌病　几个方面要注意

很多疾病是由于不运动造成的，特别是冠心病，发病率很高，该病除了受高血压、高血脂基础病的影响，还受到不当饮食的影响，如大鱼大肉，再加上抽烟、喝酒，血管壁容易受到损伤，对正常人来讲，保持经常的运动，可以使心脏得以锻炼。

第四十八章

为心脏装个"降落伞"

讲解人：华伟
中国医学科学院阜外医院心律失常中心副主任、主任医师

* 您对心力衰竭的危害知道多少？
* 您了解除颤器吗？

这是一种让人闻风丧胆的心脏病，一旦患病，就将随时面临生命危险。中国医学科学院阜外医院心律失常中心副主任、主任医师华伟，告诉您如何为心脏装个"降落伞"，拯救衰竭的心。

* 心力衰竭不容忽视

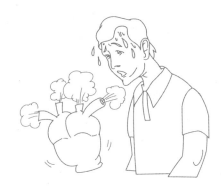

如果把心脏看作射血的一个泵，它每次射血把血排到满足身体的需要，如果心脏病变严重了，其射血的能力下降，每次打出去的血就少，这样的话残留血多了以后，心脏压力增大，心脏也随之不断扩大，导致其射血的效率下降，我们就称为心功能衰竭，这样就会影响到患者的生活质量，甚至会影响他的生命安全。

心力衰竭，特别是国际上有一个指标是射血分数小

于 35%，这类患者，不管患者有没有发生过室性心动过速、室颤，都要给其植入体内除颤器，因为这类患者发生猝死的概率比正常人高 6～9 倍，其猝死的风险是很大的。

目前降低心力衰竭患者心脏性猝死最有效的方式，就是在心力衰竭患者体内植入埋藏式心律转复除颤器，我们把它称为心脏的"降落伞"。它可以在患者发生室颤时自动放电除颤拯救患者的生命。

* 为心脏装个"降落伞"的重要性

如果能及时发现高危的患者，预防性植入一个除颤器就能够避免猝死的发生。猝死的直接原因 85% 都是由快速的室性心动过速和室颤引起的，要及时地除颤才能拯救患者的生命，但是患者的症状发作往往不是在医院里，而是在家里或者在公共场所，等到把患者转到医院时早已经错过了除颤的时间。即使患者被抢救成功了，患者也有可能已成为了植物人。埋在体内的除颤器是人类医学历史上一个重大的发现，通过它的应用已经在世界上拯救了无数患者的生命。它埋在体内，一旦发生室颤，它会自动地识别，自动地放电，通常这个过程只是在几十秒内，非常及时，这样能保障患者的生命安全。

* 何时需要为心脏装上"降落伞"

射血分数是指每个心跳排出去的血占心室舒张末期容积量的百分比。医学上说射血分数越好，说明其心功能排血的能力越强，如果低于 35%，说明其排血的能力已经很弱了，排出的血所占整个胸腔的血比例非常低。如果排血量越来越低，心力衰竭的症状就能显现出来了。

心肌梗死以后，心肌坏死形成疤痕，产生室性心动过速的病例基础，就容易发生室性过速，进而发生室颤，这些患者猝死的风险很大。对于发生心肌梗死以后射血分数低的患者，如果不及时地治疗，那么将来发生意外的风险就很大。所以，建议这样的患者应该积极地植入除颤器，预防发生猝死的风险。

扩张型心肌病由于心肌细胞坏死而造成心脏扩大，如果同时射血分数低于35%，同样会增加猝死的风险，因此扩张型心肌病的患者也需要植入除颤器。

*了解心力衰竭症状　及时做出判断

心力衰竭的症状在日常生活中有所显现。简单举例来说，表现活动耐量下降，例如，一个人以前能爬五楼，现在爬二楼就喘得不行；有的时候甚至严重到晚上睡觉都躺不平，需要经常坐起来。像这种情况，活动耐量下降，或者活动气短，这都是心力衰竭的一些表现，所以，出现这种症状要及时到医院去检查。做超声心动图可以了解心功能的状况。

射血分数是心脏排血能力的指标。

心肌梗死患者更要留意射血分数。

心力衰竭症状：活动耐量下降、活动气短、躺不平。

237

第四十九章

找回心跳的节奏

讲解人：孟旭
首都医科大学附属北京安贞医院心脏外科中心心外九科主任、主任医师，北京市心脏移植及瓣膜外科诊疗中心主任

* 房颤对人体有哪些危害？
* 房颤如何选择合适的手术时机？

究竟是怎样病痛，打破了七旬老人的晚年生活？疾病突现、症状加重，是何原因让老人面临生命威胁？追根寻源、探究病因，如何形象区分各种心脏疾病？首都医科大学附属北京安贞医院心脏外科中心心外九科主任、主任医师，北京市心脏移植及瓣膜外科诊疗中心主任孟旭为您解答。

* 什么是房颤

每个人的心脏都是非常有规律的，有很好的间隔。心脏跳一下，脉搏波动一下。正常的心电图，每一个波形代表了一次心脏的跳动、收缩周期。发生房颤的波形之间的间隔就乱了，而且每一个大的波形里有很多小的波形，医学上叫作房颤。

人体的心脏主要分为左、右心房和左、右心室四个部分，它们之间有间隔隔开，心脏在推动血液流向全身各个器官时，心脏内的传导系统就控制了心房和心室按照一定的节律进行收缩。当传导系统对左心房发出的指

令与肺静脉的生理点交汇，出现紊乱的时候，就会发生房颤。这时心房就丧失了收缩功能，快速流动，造成心房无法正常收缩，导致人体出现了一系列的症状。

* 房颤对人体有哪些危害

房颤给患者最直接的感觉是心慌。另外，它也是脑部产生血栓栓塞的一个重要的原因。房颤说明心房的收缩是不规律的，会造成心房里面的血液产生涡流。就像河里的水，当有漩涡流的时候，水上漂的东西都会到边上去。而且这种边上的东西，就容易沉积在那个地方，形成血栓。血栓形成以后，随着血液的流动，可以流动到脑部。所以房颤患者的血栓或脑卒中的发生率，是正常人的至少 6 倍以上。另外，心房抖动的速率比较快的话，就会引起血液成分产生栓塞，随着大动脉就可以到脑部，而产生脑的栓塞，也就是老百姓说的脑卒中、偏瘫，所以房颤是脑卒中产生的一个重要的原因。

* 房颤的治疗

73 岁的孙先生为了清除身体上的隐患，彻底治愈自己的疾病，决定接受一个特别的手术，这个手术不但要对他的心脏进行消融，而且还要把心脏切除一部分。

专家提示

通常大家认为，做心脏手术，年龄本身是一种风险，年龄越大，手术风险越高。事实上，这个手术是微创手术，并不像常规的心脏手术那样切口比较大且需要体外循环，这个手术的创伤非常的小，患者的出血也不超过 50 毫升，而且这种手术的操作损伤非常小。所以，老年人也可以承受这种手术。这种手术叫作房颤的微创射频消融。

最近 10 年，很多项医疗的调查，还有临床的研究已经发现，房颤可能是造成患者远期心脏功能不好的一个重要的原因。可能没有其他的病，房颤就可以使心脏的功能下降，必然会引起患者正常生存期的缩短。房颤的治疗，有药物治疗和医学的主动干预两种方式。到目前为止，只有 20% 以下的患者，通过药物是能够控制的，但是不能根治，而且随着病史的延长，药物的效果会越来越差。因此，房颤目前的治疗要采取另外的一种医学的主动干预。有两种方法：一种是导管的射频消融；另一种是外科的射频消融。导管治疗的优点是可以做好几次；它的缺点是多次做以后，患者的经济负担非常大，且远期的效果不好。外科目前消融质量比导管的消融质量要好，也是一种微创的手术，不需要大切口、断骨头、大量地出血。

房颤从医学上分成三类：第一种叫作阵发性房颤，就是患者刚开始的发作间隔非常大，可能几个月或者一年才发一两次，有些阵发性房颤的患者发作以后不用吃药，自然就好了；第二种叫持续性房颤，这些患者每一次发作不能够自身停止，而且可能会超过 7 天；第三种患者，就根本没有间隔了，一天 24 小时，一年 360 天，全部都在房颤的情况下。最早期的患者刚开始都是有早搏，不是房颤，老百姓觉得很偶然的一次，但慢慢就会变成阵发性、持续性或长久性的房颤。从病理的发展过程来讲，阵发性房颤一定会走向持续性房颤，持续性房颤一定会走向永久性房颤。大部分患者早期的症状就是早搏，但并不是所有早搏的患者，必然发展为房颤。如果有早搏，第一不要害怕，第二要去观察。

* 选择合适的手术时机

房颤的治疗，专家主张出现明显的阵发性的房颤才应该治疗的。如果一年一两次，通过药物控制就可以。如果是频发的房颤，才需要治疗。不是什么都是越早越好。阵发性房颤走向持续性房颤这种交界的区域，治疗可能是效果最好的。患者孙先生正好是阵发性房颤晚期到持续性房颤，直接就可以做手术了，他现在也不用吃药了。一个原因是他现在已经是窦性心率了，就是正常的心律。第二个原因在手术中会切掉心脏的心耳部分。心耳的形状像我们的耳朵一样。心耳是在心房里，就像房间里的一个小套间，是相通的。但是结构上不一样，心房里的心房壁内面非常光滑，而心耳里是丛状肌，里边有好多的肌小梁，结构就像树丛一样，不是很光滑的空间。当心房产生纤颤的时候，因为血流产生了涡流，血液成分堆积到心耳里去，所以心耳是房颤患者产生血栓的最重要部位。在手术过程中，把心耳切除掉，这样患者即使以后还会房颤复发产生血栓，但造成脑卒中的概率可以大大地下降，而且并不需要大量的抗凝药物。

* 房颤是如何引起的

孙先生自从退休身体一直也没有什么毛病，自认为身体很不错，但是在他 68 岁的时候，被查出患有高血压，但是他也没有在意，直到有一次身体出现了不适，这才开始服了降压药，也就是从那时候开始，他把抽了几十年的烟给戒了。那么他的房颤会不会和他的高血压有关系呢？

专家提示

有一部分的房颤病因与随着年龄的增长心脏里结构

的一些改变是相关的。但是相当一部分房颤是和患者的
基础性疾病、预防的好坏是相关的，最常见的是高血压。
当然，房颤的产生可能有多方面的原因，患者可能会有
高血脂，可能有糖尿病或有冠心病，这些都可以成为患
者房颤发生的原因。

第五十章

感冒也"伤心"

讲解人：孟旭
首都医科大学附属北京安贞医院心脏外科中心心外九科主
任、主任医师，北京市心脏移植及瓣膜外科诊疗中心主任

* 感冒也会诱发心脏疾病
* 二尖瓣关闭不全易忽略
* 人工瓣膜与瓣膜修复

    一场普通的感冒，怎会让年轻的他不堪一击？追根溯源，一场特殊的手术改变了患者的命运。"伤心"的感冒，手术是否能让年轻的他再次恢复青春的活力？首都医科大学附属北京安贞医院心脏外科中心心外九科主任、主任医师，北京市心脏移植及瓣膜外科诊疗中心主任孟旭为您解答。

* 感冒诱发心脏疾病

    2011 年的 8 月，北京安贞医院心外科的诊室里，小王坐着轮椅被推了进来。小王年仅 25 岁，但此时的他却像一位老人一样，坐在轮椅上，呼吸困难、胸闷，还不断地咳嗽。家人说他的这场病和两个月前的一场感冒有着密切的联系。原来，两个月前小王偶然风寒患上感冒，到医院看了看，也吃了不少的感冒药，但是症状不仅没有减轻，反而是不断地加重，一直持续了一个多月都没有好转，直到他身体变得十分虚弱，住进了医院。

专家提示

感冒是一种呼吸道的感染，实际上也是人体遭遇病毒或者细菌的感染。它侵犯心脏的时候，就会引起心脏的疾患，医学上叫心脏的内膜炎。感冒直接诱发心脏疾病，主要是在心脏本身存在一些缺陷的时候容易引起。

＊棘手的心脏病

在了解小王的情况之后，医生对他进行了全面检查。在血液检查中，医生发现他血液中链球菌的数量大大超过了正常值。不仅如此，X光片显示，小王的心脏明显增大，是正常心脏比例的1.5倍，而且经过超声心动和食道超声心动检查发现，他的心脏明显出现了血液回流。综合这一系列结果，医生判断，他患的是一种挺棘手的心脏病——心内膜炎。

专家提示

瓣膜相当于心脏里的一个阀门。心脏有心房、心室，就像它有四个房间，在房间之间有一个门，这个门就是心脏的瓣膜，从功能上来讲就是跟油门类似。瓣膜起到开关的功能，二尖瓣是两个叶形成的，所以医学上叫二尖瓣，血液是从心房里，通过这个门进入到心室，再通过心室进到大动脉里，这就是正常血流。这个门本身起到单项阀的作用，也就是血液通过这个门以后，不出现反流。对于这个患者来讲，所谓棘手，第一个问题是原来这个门就关不上，就是二尖瓣关闭不全。第二个问题是感染了以后，产生的心内膜炎。很重要的一个结果就会造成瓣膜组织的破坏，由于细菌的破坏造成组织损伤，细菌沉积在那里，形成了一种赘生物，它的菌斑或损坏的组织沉积在瓣膜里，这种组织很容易出现脱落，人体会产生栓塞。第三个问题是赘生物实际上是细菌感染的一个组织，这里有很多的细菌，所以患者感染了以后，就会发热，尽管用了药物以后仍然经常发烧，会引起患者出现贫血、反复的发烧、消瘦，体质越来越差，所以这些患者有了心内膜炎以后，从治疗上来讲棘手在这三个方面。

* 二尖瓣关闭不全易忽略

二尖瓣关闭不全对心室功能的破坏非常厉害，一般没有症状，所以，对于二尖瓣的关闭不全，在医学上医生通常会有一个概念，就这种患者症状轻、病情重。即使严重的二尖瓣关闭不全，这些患者平时可以走路、爬山、游泳，一般的工作都不会有问题，活动耐量非常好。当患者出现心功能不全的时候，比如憋气或者突然躺不下，医生一般会称这种状况为心力衰竭症状，通常心脏已经损害得非常厉害，所以二尖瓣关闭不全不要等到症状出现的时候再去进行医疗干预，而应该在症状出现之前就要有很好医疗干预。

* 手术治疗

就在医生决定尽快就给小王进行手术时，新的问题又出现了。自从小王感冒那天，他一直高烧不退，他的家人担心发烧造成的炎症会影响手术，那么小王的手术该怎么办呢？发热如果再做手术，可能会引起感染吗？

专家提示

对于这类患者，确是非常特别的。这类患者发烧的

菌斑会造成瓣膜破坏，这种患者通常要实施的就是换上人工的瓣膜。

原因是细菌感染，在心脏里形成了菌块，这种菌块是发热的一个根本来源。所以在手术中去除这个菌斑，是能够治愈发热的一个最根本的方法。

* 人工瓣膜

人工瓣膜分两大类：第一类，机械瓣膜，就是金属瓣膜。第二类，生物瓣膜，即通过动物如猪、牛的组织制成的生物制品，将组织裁减成型然后进行缝合。生物瓣膜通常的使用年限是和年龄相关的，越年轻的人，生物瓣膜使用年限越低。

瓣膜损害后，多通过手术进行人工瓣膜置换。人工瓣膜有很多弊端。首先，机械瓣膜从理论上来讲，出厂强度测试可以达到 50 年。但 30 年的时候，成活的患者不足 10%。也就是说，90% 的人根本用不到 30 年。因为机械瓣在体内对血液成分有破坏，产生血栓，需要长期服用抗凝药，但长期服用抗凝药对于患者身体来讲是很大的负担。所以很多患者出现并发症，就是因为长期服用抗凝药的原因。其次，不管是生物瓣膜，还是人工瓣膜，在体内都属于异物，人工瓣膜也是产生心脏内膜炎的一个重要原因。为什么有些人感冒就容易产生心脏内膜炎？因为心脏里可能有些地方缺损、血液逆流、瓣膜出现关闭不全。还有一类患者，是因为换了人工瓣膜后产生细菌，人工瓣膜导致心内膜炎的概率也是很高的。最好的还是能使用患者自己的瓣膜。

* 心脏瓣膜的修复

心脏瓣膜修复的前提是心脏瓣膜损坏患者的组织结构被细菌破坏的程度比较低、本身损伤不是特别厉害。

修复时只要把细菌的菌斑去掉，通过体内的一些材料进行修补就可以了。

* 心脏杂音

早在小王 19 岁时，在一次体检当中医生发现，他的心脏存在着一定的杂音，但是小王那时候学习任务紧，同时也没有感到对身体有什么影响，也就耽搁没有看，难道从那时候起他的心脏就出现了问题吗？

专家提示

心脏不间断地收缩、舒张，在舒张的时候瓣叶开放，关闭的时候两个瓣叶会碰在一起，这两个声音都是非常清脆的。心动杂音有两种，一种是收缩期的，一种是舒张期的。二尖瓣关闭不全是收缩期的典型杂音。

* 手术的判断标准

是不是该做手术，一般掌握几个方面。有些患者通常在病床上不会有什么症状，但不应以患者症状的轻重来作为该不该做手术的标准。那标准是什么？一是心脏的大小；二是瓣膜关不上了，一定会造成血液的反流，通过反流量的状态来确定该不该做手术；三是有没有心律失常。这三个是判断是否进行手术的标准。

* 术后饮食要注意

做完手术的小王满心欢喜，在术后的恢复当中，他的家人怕他身体虚弱，就给他吃了很多营养品，谁知这些营养品不仅没有给他带来好处，还使他原本好起来的身体，出现了心包积液。使得他不得不再次到医院进行心脏抽水。

专家提示

出现心包积液，实际上有两种原因：第一个原因是心脏的外面有生物性的包膜，在做手术的时候必须要把心包切开，才能看到里面的心脏，在医学上叫心包切开综合征。因为心包在手术中做了切口以后，自然会有炎性反应，炎性反应本身可以分泌液体，尤其是原来的心脏比较大，当做完手术以后心脏明显地缩小了。但是从大的心脏缩小了以后，心包的腔隙就大了，这时候对炎性的心包分泌可能会造成心包积液。第二个原因是患者做完手术以后进补，如鸡汤、鸭汤、鳖汤，水的大量进入，会增加心脏负担，也引起体内水的潴留，会引起心包的积液。所以心脏手术以后，每天水的摄入量要适当地控制。

第五十一章

心脏不能承受之重

讲解人：孟旭
首都医科大学附属北京安贞医院心脏外科中心心外九科主
任、主任医师，北京市心脏移植及瓣膜外科诊疗中心主任

* 心力衰竭都有哪些症状？

* 心力衰竭的治疗药物有哪些？

* 心脏移植成功率又有多少？

末期心脏病都会伴有心力衰竭，药物、起搏器、心脏移植可以给心力衰竭患者重新带来希望。首都医科大学附属北京安贞医院心脏外科中心心外九科主任、主任医师，北京市心脏移植及瓣膜外科诊疗中心主任孟旭，为您揭秘心脏病发展到心力衰竭阶段的治疗方法。

* 心力衰竭是心脏疾病末期的表现

小李在 10 年前发现有憋气、四肢无力的症状，后来逐渐发展到日常活动受限，不能下床，来到安贞医院之后，被诊断为扩张性心肌病晚期合并重症心力衰竭。

专家提示

心脏常常被称为人体的供血泵。所谓心力衰竭，顾名思义，就是泵的功能不好了，打的血量、次数、力量可能不够，就会使人的生命质量、生活质量有明显的下降，如果出现比较严重的心脏功能不全时，就叫作心力衰竭，

简称心衰。心力衰竭是所有心脏疾病发展到末期的一个表现。

* 心力衰竭的症状

四肢无力、胸闷以及气喘，都是心脏病平常会有的症状，心力衰竭患者发作的次数会非常频繁，另外，会出现双下肢水肿，甚至从早上起来就肿，患者晚上睡觉必须要垫很高的枕头才能睡着。因为患者心脏功能不好，平躺时膈肌会上抬，使心脏的舒张受限，胸闷症状就会更明显。当患者心力衰竭非常严重时，即使垫高枕头也难以入睡，必须要坐在床上才能进行正常的呼吸，这都是心力衰竭的临床表现。

* 心力衰竭患者有的表现为心脏收缩不协调

有一部分患者心力衰竭的表现就是心脏收缩不协调。心脏有四个腔室，收缩是规律的，但正常情况下，这四个腔室不是同时收缩，会有一个顺序性的收缩，从心房到心室，会有零点几秒的间隔。但相当一部分心力衰竭的患者，心脏收缩功能不协调，本来应该心房先收缩，心室再收缩，结果可能会心房变成抖动，心室先收缩，会造成不协调。

* 心力衰竭的药物治疗

心力衰竭患者的药物治疗，第一类药也是最常见的药物是利尿剂和转换酶的抑制剂，用这些药物帮助减轻心脏的负担。第二类药是把心脏的速率减下来，把心率

心脏功能的严重不全，就叫作心力衰竭。心力衰竭是所有心脏疾病发展到末期的表现。心力衰竭常常伴有气喘、胸闷、四肢无力等症状。有的心力衰竭患者还会表现为心脏收缩不协调。

控制在一定水平，让心脏做功不用特别多，也可以缓解心力衰竭的症状。第三类药是一些强心的药物，打强心剂，让心跳更有劲，临床上只有在前两大类药物效果不好的时候，才会应用强心的药物，但是这种药物是不能持久应用的。

* 起搏器可以使心脏收缩回归同步

临床上，还有一种治疗的方法就是应用起搏器，这种治疗方式适合心力衰竭中心脏收缩不协调的患者。该方法把导线置放在心脏里面，可以通过计算机模拟起搏器里的程序，使起搏器按人正常的收缩顺序进行工作，让心脏收缩协调，增加心脏的动力功能，缓解患者的心力衰竭。

* 晚期心力衰竭患者需心脏移植

小李在确诊为扩张性心肌病后入院，医生给她做了详细的检查，会诊后医生们确定了治疗方案——移植心脏。这对于一个花季少女来说，或许是一个艰难的抉择，但是这却是让她继续活下去的唯一方法。

专家提示

心力衰竭的患者，在早期都是药物效果相对会好一些。但晚期有相当一部分患者，药物和起搏器的效果不好，这类患者称为终末期的心力衰竭，在医学上只有一个有效的方法就是做心脏移植。

* 心脏移植的风险和生存状况

患者做完心脏移植，是完全可以适应正常人的生活环

心力衰竭的治疗方法有很多种，早期一般是药物治疗，有三种不同的药物可以有效治疗心力衰竭，还可以利用起搏器协调心脏收缩顺序，但是到了晚期就只能通过心脏移植来挽救患者生命了。

境的，换了一个心脏以后通过免疫抑制剂的应用，通常5年的生存率可以达到80%以上，10年的生存率已经可以接近于70%。也就是100个需要做心脏移植的患者，当10年的时候有将近70%的患者能够获得新生。另外从生活质量来讲，做完心脏移植的患者是完全可以正常生活。

* 很多心力衰竭患者都是因为没有及时治疗心脏病导致的

患上心力衰竭以后，患者第一要学习与心力衰竭有关的知识；第二要及时得到诊断和得到医务人员的正确的引导、治疗的方法；第三是需要患者要在有条件的情况下，进行相应的检查，得到医务人员的咨询和帮助，这是很重要的。

前文中提到的小李最后确诊是扩张性的心肌病，它是心肌病的一种，是心脏的细胞和组织结构不好。很多的心力衰竭患者由于早期对自己的病情不重视，耽误了治疗心脏病的最佳时机，最终发展到严重心力衰竭。

原则上来讲，心力衰竭是心脏疾病演变的最后阶段。所以心力衰竭的预防和产生是和原发或相关疾病的治疗相关的，一定要重视相关疾病的治疗。出现心力衰竭的状态之后，也可以通过一些药物或通过新的医疗技术采取相应的治疗，关键还是及时治疗心脏疾病。

患上心力衰竭后要及时治疗，不要耽误最佳时机，防止病情的进一步发展和恶化，心力衰竭用药要遵从医嘱，准确用药。

第五十二章

感知房颤

讲解人：孟旭
首都医科大学附属北京安贞医院心脏外科中心心外九科主任、主任医师，北京市心脏移植及瓣膜外科诊疗中心主任

* 您了解房颤吗?

* 药物治疗究竟存在哪些隐患?

* 手术治疗适合哪类人群 ?

房颤，一种困扰千万患者，却又常常被人忽视的心脏疾病，在这种疾病的背后，隐藏巨大杀机。首都医科大学附属北京安贞医院心脏外科中心心外九科主任、主任医师，北京市心脏移植及瓣膜外科诊疗中心主任孟旭，为您细说房颤。

* 房颤的发病症状

房颤发病时的症状首先是心慌，心率非常快，甚至会使患者感到胸闷气短，尤其从心理上来讲，会让患者产生一种恐惧感。如果通过心电图检查，就会出现非常有特点的图形，其波形大小、间隔都非常凌乱。

* 房颤的高危人群

在中国房颤人群里，老年人占到 58.1%。另外，高血压患者、冠心病患者，还有心功能不全以及一些心脏的瓣膜病患者，都是房颤发生的高发人群。

* 房颤的类型

房颤有三种类型:

1. 阵发性房颤

阵发性房颤是在患者不知情的情况下突然发作,发作的时间很短。通常阵发性房颤的发作时间也可能是间断的,但是每一次发作的整体时间不超过一个星期。而且有时即使不用药,仅仅是休息状况好一些,或者把生活状态调整一下,房颤的情况自己就会消失了。

如果患者的情况是一会儿有、一会儿没有,断断续续,但是超过了7天,甚至达到几个星期。这样的患者就要通过药物治疗,如去医院就医用药,还可以使用电击除颤,再注意休息,这样也能够很好地得到控制,可以变成窦性心律。

2. 持续性房颤

持续性房颤实际上是阵发性房颤进一步发展的过程,它表现出的特点就是发作的时间可能会大于7天,就是超过一周,这是属于持续性房颤。

3. 永久性房颤

永久性房颤是持续性房颤最后一个病理过程。顾名思义,永久性房颤就是说一般意义上的药物治疗是永久性的,包括调整生活习惯,如改变饮食、注意休息,都不能够停止房颤的发生,而且即使吃了药,使房颤的速度有所下降,但是不能转为正常的心律。

* 房颤可以导致脑卒中

房颤除了对心脏功能和人们的生命有一定危害以外,最重要的就是它可以产生心源性的血栓。心源性的血栓可以直接导致脑卒中的产生,对人体是一个非常常见的危害，也是一个很重要的危害。

就房颤患者与非房颤患者脑卒中的发生率来讲，根据我们最新的调查，在医学统计上来讲，相差 6～7 倍，非房颤的患者通常脑卒中的发生率达到 2%，但是在房颤群体里脑卒中的发生率可以高达 13%～14%，所以房颤对人体最重要的一个危害是导致脑卒中。

* 房颤导致脑卒中的原因

心脏分为心房和心室，心房又分为左心房和右心房，心房就像一个房间，但是这个房间里面会有一个套间，医学上称之为心耳。心耳是一个带有肌肉丛的小房间，很容易存储东西。房颤容易产生血栓有两个原因：首先，正常人的心脏收缩是有规律性的，血流方向是一定的，较少产生涡流，而在房颤时，心房不规律收缩，就会产生一些血液的涡流，容易发生物质的沉积；其次，心耳是在心房旁边的一个小房间，它里面有很多的小肌肉丛，利于血液成分沉积，所以心耳成为血栓形成的一个最重要的部位。

房颤造成的心脏节律的改变是不规则的改变，加之心耳固有的一个解剖结构有利于血栓形成，使得房颤患者非常容易产生心源性的血栓，也就是在心脏内产生的血栓。

* 房颤的治疗方法

房颤的治疗主要分两大类：一类是药物治疗；另一类是非药物治疗，非药物治疗主要是心脏内科的导管治疗和心脏外科的微创射频消融治疗。药物治疗实际上也分两种情况：第一种就是针对于房颤本身的治疗；第二种是针对脑卒中或者身体内产生血栓的抗凝性的治疗。

1. 对房颤本身的药物治疗

治疗房颤主要的药物分为两种：一种药物能把房颤彻底消除，进而转成正常的心脏搏动，我们叫正常的心脏的节律。也就是说，从心脏的节律上来讲，把它异位的节律转成正常的节律。

另一种药物不能把房颤转成正常的节律。因为房颤会带来患者的心率加快，所以患者有心慌的临床症状，非常明显。这种药物可以使心脏的跳动次数下降而缓解患者的症状。也就是说，这种药物并不能够把节律转成正常，但能使心跳的快慢有所下降。

2. 辅助治疗——抗凝药

辅助治疗也就是抗凝药物治疗，是针对房颤容易引起血栓而做的治疗。药物治疗方面，在强调治疗房颤的同时，应该进行抗凝的治疗。也就是说，通过一些药物使血液的一些成分不太容易凝集，而防止患者血栓产生。常用的药物有阿司匹林和华法林。

* 阵发性房颤治疗——进行肺静脉隔离

从治疗上来讲，原则上要进行肺静脉隔离。房颤产生源于异常的电活动，从解剖学上讲，发生电活动的病灶主要分布在肺静脉，肺静脉直接把有氧的血带入到左心房内，随后通过左心房进入左心室，再通过大动脉带到人体全身。肺静脉和心房是紧密相连的，而这个异位的房颤的发病灶，90%都是在肺静脉内形成的，但是具体在哪一根血管、哪一个部位形成，是不规律的，有可能会在左边的肺静脉，也可能会在右边的肺静脉，也可能会在上面的肺静脉，也可能会在下边的肺静脉。因此，从治疗的原则上来讲，医生们也在探讨是否可以通过一个隔离线，把异常的电位变化隔离到心房以外，使它不影响心房的正常收缩，这样就可以达到治疗房颤的目的。

* 心脏内科导管消融术及心外科微创射频消融术

导管治疗是把一根导管，从患者的腿部血管穿到心房，进行肺静脉隔离，从肺静脉内把要发生的异位节律电波终止掉，使心脏收缩变得规则。

对于阵发性房颤的患者，微创射频消融术是在世界范围内都得到推崇的方法。所谓微创射频消融术，是通过在人体的两侧做5厘米以内的小切口，从肋间完成整个治疗。微创治疗包括以下几个方面：首先，仍然是要做肺静脉的双侧隔离，通过一个夹子，把肺静脉完全夹隔后，进行完全的肺静脉隔离。其次，也可以通过一个特殊的器械，把心耳直接切除封闭掉。最后，从心外膜把迷走神经节消融后，完成房颤的治疗。切除心耳并不影响心脏的功能，包括其收缩功能以及内分泌的功能都不会有明显的改变。心耳有点像我们人体内的阑尾，阑尾从功能上来讲有一定的免疫功能，也是一个免疫器官，但是在人体的整个免疫机制中只是一个微小的部分，心耳也一样。从现在医学的研究来看，心耳有一定的内分泌功能，但是它在整个人体的内分泌功能体系中，只是非常非常小的一分子，所以切除以后，并不会对人体造成损伤。

* 持续性房颤和永久性房颤的治疗

对于持续性房颤或者是永久性房颤来讲，有可能它的异位节律灶已经不是局限于肺静脉内，可能还会出现在心房的其他部位。对这样的患者，外科、内科都可以通过增加其他的消融线、隔离线来完成对其房颤的治疗。

第五十三章

提速的心跳

讲解人：郭成军

首都医科大学附属北京安贞医院心内六科主任、主任医师

* 室性心动过速的典型表现有哪些？

* 面对室性心动过速，有什么好的治疗方法？

* 究竟是什么原因引起的室性心动过速？

　　小症状引发大问题，让原本平静安逸的生活屡遭重创。室性心动过速的致病原因是什么？通过什么方法才能避免室性心动过速的发生？首都医科大学附属北京安贞医院心内六科主任、主任医师郭成军为您解答。

* 室性心动过速划分标准

　　一天，赵大爷走着走着突然感觉自己心慌，喘不上气来，他立刻就停下了脚步。本想着休息一下再继续走，可是随之而来的心跳加速让他感到难受，紧接着就眼前一黑，一下子就晕倒了。被送往医院后，急诊医生通过心电图准确地判断出赵大爷是患上了室性心动过速。

专家提示

　　室性心动过速简称室速。一般正常的心跳是每分钟60～140次，超过140次就叫心动过速，在150次以上的，就可以称为室性心动过速。每分钟心跳在150～180次之间，患者可能就会出现胸闷、气短的症状，如果心跳每分钟超过180次，就会像赵大爷这样，出现晕厥。

心跳在每分钟150次以上可称为室性心动过速，如果超过180次，则会出现晕厥。晕厥、心慌、心跳加速都是室性心动过速的典型表现，并且要在3分钟之内进行急救，否则将会出现严重的后果。

* 晕厥、心慌、心跳快是室性心动过速的典型表现

发生室性心动过速的患者，最常见、最典型的表现，就是觉得心跳得快、感到心慌。因为心脏发生室性心动过速，跳得过快或者过慢而引起的晕厥的特点，是来得快去得快，过去后完全可以没有任何其他的后遗症。所以一般来说心脏停跳或者心脏供血不好 3 秒钟，人就会出现晕厥。

* 超过 3 分钟不急救　会产生严重后果

晕倒这种情况，一定要在 3 分钟内进行急救。3 分钟以内救过来的患者，跟赵大爷一样，看上去健健康康，如果在 3 ～ 30 分钟之间，也依然有救过来的可能，但是救过来后容易留下严重的脑血管后遗症。一旦超过 30 分钟，抢救成功的可能性几乎就没有了。

* 出现室性心动过速吃速效救心丸管用吗

对室性心动过速的患者来说，速效救心丸是不管用的，这时候最需要的是尽快转成正常心跳，采取急救措施，要先打急救电话，在急救车到来以前，可能最有用的治疗办法不是给患者服速效救心丸，也不是做人工呼吸，而是要及时地做胸外按压。

* 皮下 ICD 手术

虽然急救暂时保住了赵大爷的性命，但是他的病并没有好，考虑到他之前因为心脏的原因，有过几次严重的晕厥的现象，还有一次住过院，医生为赵大爷进行了

全面的检查。最后经过家人的同意，并且综合各项因素，医生决定为赵大爷采取在皮下装一个 ICD 的手术方法，帮助治疗他的室性心动过速。2011 年 8 月 27 号，赵大爷被推进了手术室，两个小时后手术顺利完成，经过术后检查，赵大爷的室性心动过速问题得到了很好的解决，几天后便顺利地出院了，这下他的心再也不用"忐忑不安"了。

专家提示

放到心脏里面的 ICD，可以进行自动诊断，自动治疗。只要患者发生室性心动过速，它可以进行即刻判断，发出电冲动进行治疗，电冲动不但能把室性心动过速立即转慢，它还会给患者一次小小的电击，可以把室性心动过速终止，转为正常的窦性心律。这个装置是放在皮下的，电极通过两条血管放到心脏中。

* 室性心动过速的另外一种治疗手段——射频消融

室性心动过速的治疗大部分需要用射频消融的方法来除根，射频消融的导管会从下肢血管插到心脏里面去，使导管弯曲、旋转，找到室性心动过速从哪里来，然后画一条隔离线。就像家用的微波炉，这种电不会伤人，但它可以给心脏组织加热，把异常放电的部分破坏掉，这样就可以将室性心动过速除根。

* 室性心动过速的原因探索

经过医生的细细询问，这才了解到，其实早在 13 年前，赵大爷就出现过前胸疼痛、胸闷、晕厥的现象，在附近的医院检查后才得知，原来自己是患上了心肌梗死，之后还又发生过一次晕厥，前前后后住过几次医院。赵大爷怀疑自己患上的室性心动过速，可能跟 13 年前查出的心肌梗死有着密切的关系。

专家提示

室性心动过速是和心肌梗死有关系的。得了心肌梗死，就会影响到整个身体电路传电的系统，从而引起室性心动过速，甚至引起更严重的心律失常——室颤。患有心肌梗死的患者，只要心脏没有电路系统的紊乱，就不会出现室性心动过速，一般出现室性心动过速都因为心脏的传电系统发生了问题。

* 室性心动过速的预防

预防原发病、坚持用药都是预防室性心动过速再次复发的重要方法。另外，还要避免喝咖啡、浓茶，酗酒，暴喜暴怒等诱发因素，以保证心脏的健康。

左主干在心脏当中起至关重要的作用，如同交通系统的主干，一旦瘫痪就将一发不可收拾，如果冠状动脉左主干狭窄超过 50%，血管又存在钙化的情况，就需要考虑心脏搭桥手术。